基层中医药适宜技术

张晓天　冯　煜　主编

U0305700

全国百佳图书出版单位

中国中医药出版社

·北 京·

图书在版编目（CIP）数据

基层中医药适宜技术 / 张晓天，冯煜主编 . —北京：
中国中医药出版社，2023.2
ISBN 978-7-5132-7994-9

Ⅰ . ①基… Ⅱ . ①张… ②冯… Ⅲ . ①中国医药学—
基本知识 Ⅳ . ① R2

中国版本图书馆 CIP 数据核字（2022）第 248357 号

融合出版数字化资源服务说明

本书为融合出版物，其数字化资源在全国中医药行业教育云平台"医开讲"发布。

资源访问说明

扫描右方二维码下载"医开讲 APP"或到"医开讲网站"（网址：
www.e-lesson.cn）注册登录，输入封底"序列号"进行账号绑定
后即可访问相关数字化资源（注意：序列号只可绑定一个账号，
为避免不必要的损失，请您刮开序列号立即进行账号绑定激活）。

中国中医药出版社出版

北京经济技术开发区科创十三街 31 号院二区 8 号楼
邮政编码　100176
传真　010-64405721
保定市西城胶印有限公司印刷
各地新华书店经销

开本 880×1230　1/32　印张 5　字数 102 千字
2023 年 2 月第 1 版　2023 年 2 月第 1 次印刷
书号　ISBN 978-7-5132-7994-9

定价　39.00 元
网址　www.cptcm.com

服 务 热 线　010-64405510　微信服务号　zgzyycbs
购 书 热 线　010-89535836　微商城网址　https：//kdt.im/LIdUGr
维 权 打 假　010-64405753　天猫旗舰店网址　https：zgzyycbs.tmall.com

如有印装质量问题请与本社出版部联系（010-64405510）
版权专有　侵权必究

前言

　　中医适宜技术是在中医理论指导下总结出来的具有中医特色和优势的治疗方法，具有成熟、安全、有效、经济的特点，既能保障临床诊疗质量，又可以提高中医执业医师的临床诊疗水平，适用于各级医疗卫生机构。其囊括了针灸、中药、功法、敷贴、拔罐等多种传统治疗方法，为中医药基层卫生服务的发展提供了参考和依据，更在为人民群众提供简、便、廉、验的中医药医疗保健服务，以及有效防治慢性病、常见病、多发病方面发挥着巨大的中医特色优势和作用，有助于提高人民健康水平，推动和谐社会的建设。

　　在上海市卫生健康委员会、上海市中医药发展办公室、上海市中医药临床培训中心的指导下，以"基层中医药适宜技术的社区推广与培训"为支撑，上海中医药大学附属曙光医院发掘整理了多项中医适宜技术。本书精心选择了导引八法、降压按摩操、石氏伤科垫枕法和运肩护颈功、中医偏颇体质调理操、摩腹健脾功、老年颐养功、六步奶结疏通法、项八针技术、絮刺拔罐疗法、药棒叩击综合疗法、耳穴贴压防治便秘技术、中药香囊技术，共12项中医预防保健适宜技术，将其集合成册，不仅对各项适宜技术的适应证、禁忌证、主要功效、中医理论基础、作用机理等进行了详细阐述，同时对各项适宜技术的操作流程、设施设备要求、疗程要求、效果评价，以及可能出现的不良反应和处理方法等进行了详细说明。

导引八法、石氏伤科垫枕法和运肩护颈功均来自上海中医药大学附属曙光医院石氏伤科。詹红生主任医师和熊轶喆医师立足于传统中医理论，在继承石氏骨伤理论的基础上兼收并蓄、力求创新，将传统康复功法转变为适宜技术，以期为中医药预防保健服务提供规范化的指导。

耳穴贴压防治便秘技术、降压按摩操、摩腹健脾功、中药香囊技术、中医偏颇体质调理操均来自上海中医药大学附属曙光医院治未病中心。在"未病先防，既病防变，已病早治"的中医"治未病"核心理念的指导下，以张晓天主任医师为代表的一批治未病的骨干医师，通过不懈努力，使上海中医药大学附属曙光医院治未病中心在通过常规医疗服务实现"治未病"目标的同时，更加注重挖掘传统医学和发挥自身优势，将多样的具有中医特色的医疗保健方法，以多种适宜技术的方式进行推广和普及，以实现"治未病"的服务理念。

六步奶结疏通法来自上海中医药大学附属曙光医院乳腺外科。赵春英主任医师在发挥中医特色的同时，融合现代医学，根据西医解剖学的乳腺导管分布规律，结合中医经络学说和推拿力学理论，发展并创建了本项适宜技术。本项技术的实施没有医疗器械设备和场所的严格要求，没有时间、地点及人员的限制，便于所有医疗机构医务人员操作，同时具有显著的临床疗效。

项八针技术、絮刺拔罐疗法来自上海中医药大学附属曙光医院针灸科。沈卫东主任医师经过多年的临床经验总结，将由传统针刺治疗颈椎病发展而来的项八针技术及杨永璇老先生流传下来的絮刺拔罐疗法进一步转化为规范、简便的适宜技术，使之不再局限在一定范围内被使用，可向基层医务人员推广，可有效提高基层医务人员适宜技术的应用水平，实现更大的医疗价值。

药棒叩击综合疗法来自上海中医药大学附属曙光医院神经内科。药棒疗法在我国具有悠久的历史，俞晓飞主任医师通过对传统"振挺疗法"的发掘和发展，结合多年临床实践经验，将其转化为药棒叩击综合疗法。本项技术具有良好的疗效，可使经脉气血通畅，邪去正存，痼疾自愈，同时操作简便安全，可广泛地应用于各级医疗机构的预防保健服务中。

老年颐养功来自上海中医药大学附属曙光医院老年医学科。老年颐养功是上海中医药大学附属曙光医院六病区护理团队根据老年人的特点，参考八段锦和太极拳，自创的一套适用于老年人的独立而完整的健身功法。本项技术动作柔和、速度较慢，简单易学，体式古朴优雅，适用于老年患者日常保健。

本书所选各项适宜技术既极具中医特色，同时又实施便利，医疗成本低廉，适合向各级医疗机构、社区、养老机构、家庭广泛推广，对基层医务人员的中医药预防保健服务起到指导和规范作用，有助于基层医务人员适宜技术应用水平的提高，有助于基层中医药适宜技术服务能力的进一步建设。

《基层中医药适宜技术》编委会

2022 年 7 月

目　录

第一章 导引八法

扫码看视频

【概述】

导引八法是在传统中医理论的指导下，通过八个动作的练习，锻炼肩、颈、腰、膝等多处关节，达到减轻和改善各种骨关节退行性疾病，增强肢体运动功能、感觉认知功能，提高生活自理能力和生活质量等目的的一套传统康复功法。

导引八法需配合呼吸，使气下沉，呼吸自然，与上肢动作相协调，达到"外紧内松"的境界。锻炼时力达四肢腰背，气随力行，注于经脉，使气血循行畅通，濡养四肢百骸和五脏六腑，以达到扶正健体、祛除病邪之目的。

导引八法以意识引导动作，使气血运行畅通，达至四肢末梢，使经络得以疏通，并且常借助腰部的活动，对内脏起到轻微的按摩作用，能够提高各脏器的代谢能力，以及胃肠的蠕动，提高消化能力，增强身体素质，具有舒筋通络、行气活血、调摄真元、养生益智的功效。

导引八法已经在多家医院进行广泛推广，并且运用于临床医疗工作中，做了大量的临床医学观察，有较深厚的应用基础和技术实力，对慢性骨关节疾病等有较好的疗效。

【适应证】

各年龄层的健康人及亚健康人群，颈椎病前兆人群及颈型、神经根型颈椎病患者，单纯腰肌劳损、腰椎间盘突出症患者，膝骨关节炎、髋关节退行性病变等慢性骨关节疾病患者。

【禁忌证】

1. 各种疾病的急性期、仍有明显症状者及外伤未恢复者。

2. 心、肺、肾等脏器功能障碍者，安静时有心绞痛发作者。

3. 严重骨质疏松患者，骨折未愈者。

4. 锻炼部位有开放性和闭合性损伤未愈者。

5. 动静脉血栓形成，有心力衰竭表现者，如呼吸困难、全身浮肿、胸腔积液、腹腔积液者。

6. 脐疝、腹股沟疝、股疝等患者。

7. 体温超过38℃者，锻炼部位手触剧烈疼痛者。

8. 身体极度衰弱不能耐受锻炼者。

9. 严重癫痫患者。

10. 血压不正常，且有明显临床症状者。

11. 10日以内有心肌疾病发作、重度心律不齐者。

12. 可能在锻炼中导致病情加重的其他患者。

【操作方法】

1.设施设备要求

集体练习时场地面积应保证人员之间相对宽松，做动作时不会发生相互碰撞。室内需保持空气通畅，可放置一面镜子，纠正自身的动作。室外需在地面平整的空场地，同时避免大风、雨雪、雷鸣等恶劣天气。衣着应宽松舒适、防寒保暖，穿平底鞋。

2.操作流程

第一式：无极式（图1-1）

动作要点：练习者并步自然站立，左足向左迈步，两脚平

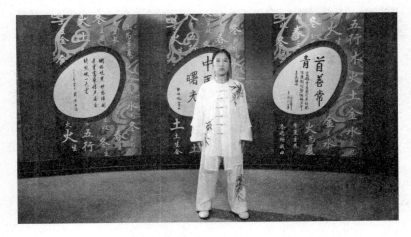

图1-1 无极式

行分开站立，与肩同宽，脚尖朝前，两脚跟在同一水平线上，脚掌平稳着力，紧贴地面。从脚底做起，脚底找命门穴，调整周身，使身体中正，头颈竖直，两目平视，下颌微收，舌尖轻轻抵住上腭。从脚底开始自下往上做起，沉肩坠肘，两臂自然下垂，保持虚腋，中指轻贴风市穴。胸部自然放松，不凸起或凹陷。松静自然，呼吸深、长、慢、匀。

第二式：站裆式（图 1-2）

动作要点：接上势，两臂外展外旋，掌心朝向前方，继而臂内旋极力向后撑，掌心朝向后下方，两膝自然直立，两脚跟极力外撑。两肩要平，肩胛骨下角要顺着脊柱的方向向下松沉，肘似直非直，腕微微背屈，四指并拢，拇指用力外展、内旋，虎口相对。胸部要空松，腹部要充实，身体中正不偏斜。头颈自然竖直，下颌垂向地面，两目平视。

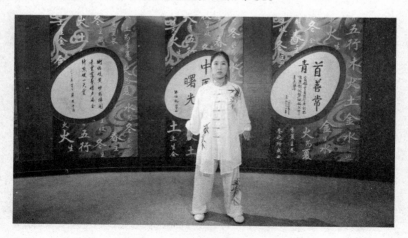

图 1-2　站裆式

动作量度：依练习者身体素质而定，在导引八法整套练习时每次可站 5 秒钟，如果单练此式，宜逐渐增加练习时间，老年人每次不超过 10 分钟，年轻人每次可站 20 ～ 40 分钟。

第三式：前推八匹马式（图 1-3、图 1-4）

动作要点：练习者按站裆式站好，缓缓屈肘，两掌跟紧贴两肋，掌腕伸直，四指并拢，拇指翘起，两掌心相对，劲从脚底生，脚底找命门穴，命门穴带动脊柱，凝劲于肩、臂、肘、腕、指，缓慢用力前推。两臂推至平直时，两掌相距约半尺，然后意想脚底与两手似有一线相牵，随着脚底的抽线，缓慢屈肘收回两手，恢复至站裆式。如此，可以重复练习数次。

动作量度：依练习者的身体素质而定，在导引八法整套练习时以做 3 次为度，如果单练此式，宜逐渐增加练习次数，每回可练习 10 ～ 15 次。

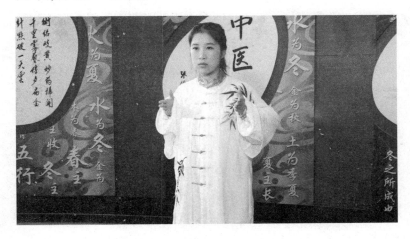

图 1-3　前推八匹马式（1）

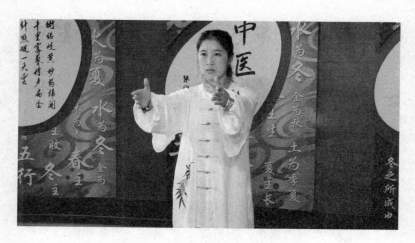

图 1-4　前推八匹马式（2）

第四式：马裆式（图 1-5）

动作要点：练习者左足向左迈步，两脚分开约两脚半距离。两臂外展外旋侧平举，在头顶上方交叉，右臂在外侧，继而下按，在腹前分开置于身体两侧，同时两脚底尽力抽吸胸部与背部的肌肉等组织，成屈膝下蹲状，膝盖不超过脚尖。胸部要空松，腹部要充实，身体中正不偏斜。两肩要平，肩胛骨下角要顺着脊柱的方向向下松沉，肘似直非直，腕微微背屈，四指并拢，拇指用力外展、内旋，虎口相对。头颈自然竖直，下颌垂向地面竖直，下颌微内收，两目平视。

动作量度：依练习者的身体素质而定，在导引八法整套练习时每次可站 5 秒钟，如果单练此式，宜逐渐增加练习时间，老年人每次不超过 10 分钟，年轻人每次可站 20～40 分钟。

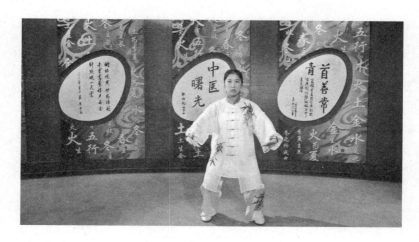

图 1-5　马裆式

第五式：顺水推舟式（图 1-6）

动作要点：练习者按马裆式站好，两臂屈肘直掌置于胁肋旁，劲从脚底生，脚底找命门穴，命门穴带动脊柱，两掌徐徐

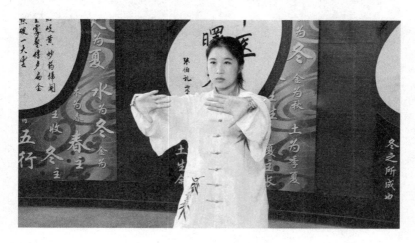

图 1-6　顺水推舟式

向前推出，在前推时手腕微微背屈，并逐渐转为虎口朝下，四指并拢，拇指外展，指尖相对，两臂似直非直。继而意想脚底与两手似有一线相牵，随着脚底的抽线，缓缓收回两手，直至成马裆式。如此，可以重复练习数次。

动作量度：依练习者的身体素质而定，在导引八法整套练习时以做 3 次为度，如果单练此式，宜逐渐增加练习次数，每回可练习 10 ～ 15 次。

第六式：沉浮式（图 1-7）

动作要点：①沉，如巨石沉海底。左足向左平行迈出，与肩等宽，两脚底与地面粘牢，然后两脚底尽力抽吸胸部与背部的肌肉等组织，使足、膝、胯、腰、肩、头徐徐下沉，如巨石

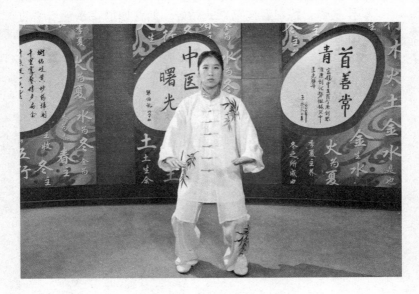

图 1-7　沉浮式

慢慢地下沉到海底一般，抽吸到以两小腿垂直于地面为极限，保持此式 5 ～ 10 秒钟。②浮，如太阳升天空。在沉的基础上，脚底与地面进一步粘牢，劲从脚底生，脚底找命门穴，命门穴带动脊柱，足、膝、胯、腰、肩、头如早晨的太阳，在极自然的情况下，从海平面上缓缓地升起。

动作量度：依练习者的身体素质而定，在导引八法整套练习时以做 3 次为度，如果单练此式，宜逐渐增加练习次数，每回可练习 10 ～ 15 次。

第七式：抖透式（图 1-8、图 1-9）

动作要点：练习者左足向左平行迈出，与肩等宽，两脚底与地面粘牢，然后两脚底尽力抽吸胸部与背部的肌肉等组织，成微微屈膝状，随松腰松胯两膝向左右抖动。继而每侧肩膀分别进行环绕动作，右侧肩膀不动，左侧肩膀向前内收，肩

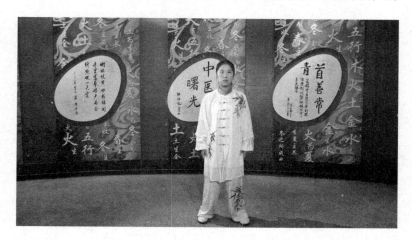

图 1-8　抖透式（1）

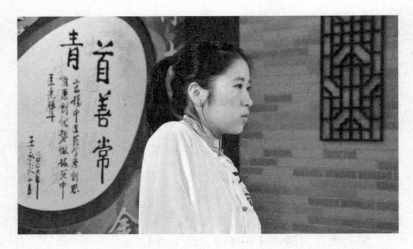

图 1-9　抖透式（2）

膀尖找耳垂，然后将肩胛骨缓慢的沿脊柱方向放下，在逐渐适应的情况下，尽可能地将肩膀向后转动，右侧练习要求与左侧相同。

动作量度：依练习者的身体素质而定，在导引八法整套练习时左右抖动及两肩环绕动作可各做 3 次，如果单练此式，宜逐渐增加练习次数，每回可练习 10 ~ 15 次。

第八式：收式（图 1-10 ~图 1-15）

动作要点：练习者两手掌心相对，相搓生热，从下颌开始，搓面到头顶至颈项部 3 遍，再从下颌开始，搓面到头侧至颈项部 3 遍。两手掌心相对，相搓生热，继而两手相按，左手掌心搭在右手掌背上，右手掌心按在肚脐部，顺时针和逆时针按揉腹部，各 3 遍。两手掌心相对，相搓生热，继而两手掌心按在胯前，自大腿前面向下推至过髌骨，以 3 遍或以透热为度。完成后，两手握空拳，拳心向内，依胆经循行的路线进行自上而下和自下而上地来回拍打，以 3 遍或以充分放松为度。

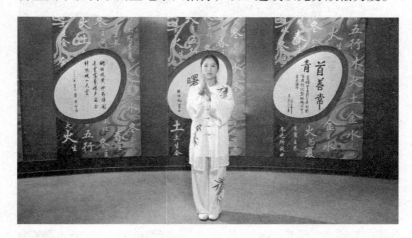

图 1-10　收式（1）

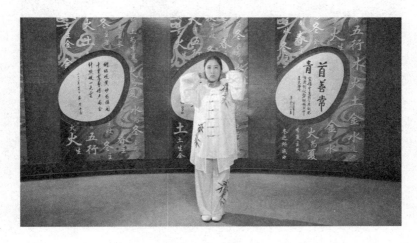

图 1-11　收式（2）

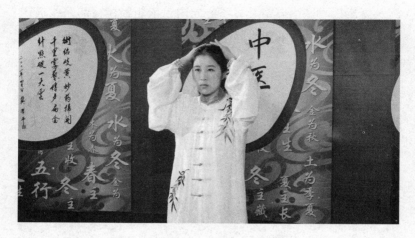

图 1-12　收式（3）

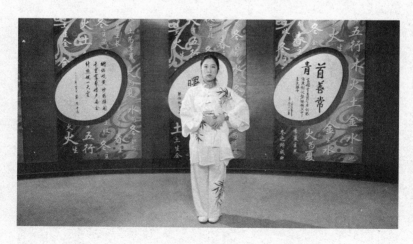

图 1-13　收式（4）

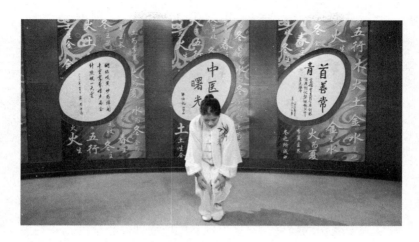

图 1-14　收式（5）

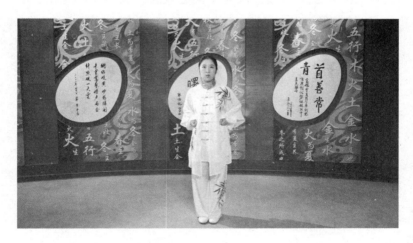

图 1-15　收式（6）

3. 疗程要求

　　每天坚持练习。建议每天练习 1 ～ 2 次，6 周为 1 个疗程。根据练习者的症状、体力等情况，可每次练习整套动作，亦可选练部分动作，每天可分多次练习。老年人及体质虚弱者，建议每次练习时间控制在 20 分钟以内，若选练部分动作，单个动作不超过 5 分钟，每天练习总时间不超过 1 小时。

【不良反应和处理】

在导引八法的锻炼过程中可能会出现肌肉拉伤、扭伤等意外。

肌肉拉伤即肌纤维撕裂而致的损伤。这种损伤可根据疼痛程度确定受伤的轻重，一旦出现痛感应立即停止运动，并在痛点敷上冰块或冷毛巾，以使小血管收缩，减少局部充血、水肿。切忌搓揉及热敷。

扭伤多发生在踝关节、膝关节、腕关节及腰部，不同部位的扭伤，其治疗方法也不同。急性腰扭伤可让患者仰卧在垫得较厚的木板床上，腰下垫一个枕头，先冷敷后热敷。踝关节、膝关节、腕关节扭伤时，将扭伤部位垫高，先冷敷，两三天后再热敷。若扭伤部位肿胀、皮肤青紫和疼痛，可用毛巾蘸热陈醋敷伤处。

【效果评价指标】

1. 骨痹疗效评价

（1）治愈：症状消失，活动功能恢复正常，实验室检查正常。

（2）好转：关节疼痛、肿胀减轻，活动功能好转。

（3）未愈：关节疼痛、肿胀无变化。

2. 疼痛评价

采用视觉模拟评分法（visual analogue scale，VAS）。向练习者详细说明，并且确认练习者已充分理解后，由练习者在练习前、练习后分别对感觉到的疼痛程度进行自我评价。评价的结果以在一条 100mm 长的直线上打一个"×"来表示。如果把"×"划在直线的左端，即表示无疼痛感。"×"越向右划，即表示感到的疼痛越强烈；"×"越向左划，即表示感到的疼痛越微弱。

第二章　降压按摩操

扫码看视频

【概述】

降压按摩操是具有预防和治疗高血压作用的保健按摩操，是根据中医经络理论及眩晕、中风的病机和相关的脏腑经络特点，通过对经络腧穴进行搓、揉、点、敲等手法，发挥经络内联脏腑、外络肢节、运行气血、濡养华窍的作用，通过调和阴阳、调畅气血以达到改善症状、平稳血压的目的。

中医学文献中虽无"高血压"这一病名，但根据其临床症状和体征，其应归属于中医学"眩晕""头痛"等的范畴。《黄帝内经》载"髓海不足，则脑转耳鸣，胫酸眩冒"，认为眩晕和肾相关，肾为先天之本，主藏精生髓，而脑为髓海，故髓海是否充足，与肾精是否充足密切相关，先天不足、肾精亏虚或劳累过度耗伤肾精，均可导致眩晕。《黄帝内经》载"诸风掉眩，皆属于肝"，认为本病的眩晕多与肝有关，如情志不遂、肝郁化热、虚火上扰，或激动恼怒、肝火上炎等均可导致肝阳上亢而出现眩晕。因而高血压与肝肾关系最为密切。中医经络学认为，穴位是经络的重要组成，而经络是气血运行的通道。针对高血压以肝肾亏虚为本、痰瘀阻络为标的特点，降压按摩操根据经络循行交接规律，通过对相关的经络腧穴进行搓、揉、点、敲等手法刺激，将其治疗性刺激传导到相关部位和脏腑，发挥平肝潜阳、调畅气血、清心泻火、镇静安神、滋水涵木、通关开窍、交通心肾、升清降浊的功效，长期练习可达到预防和改善症状、辅助降压的效果。

另外，降压按摩操通过对特定经络腧穴进行搓、揉、点、按等手法刺激，还可改善高血压患者的血管内皮细胞功能，增加一氧化氮的合成与释放，并影响中枢神经系统，通过下丘脑—垂体—肾上腺轴，降低平滑肌细胞对血管收缩因子的反应性，改善阻力血管的舒张功能。通过有氧运动，可调节自主神经系统，降低交感神经兴奋性，降低血儿茶酚胺浓度，缓解小动脉及末梢小血管痉挛状态，起到降低周围血管阻力，改善微循环的作用，从而调整阴阳、疏通经络，使人体气血畅通于脏腑经络，阴阳平衡，以达到降低血压的目的。

降压按摩操个体练习基本不受环境、场地、器械、气候限制，手法简便易学，在有效降压的同时不会给人体带来副作用，是一套可预防和改善症状、辅助降压的保健按摩技术。

【适应证】

降压按摩操适用于以眩晕头胀、项强颈板、心悸胸闷等为主症的各型高血压患者，尤其适用于早期高血压患者及高血压高危人群。

【禁忌证】

1. 病情不稳的重症高血压患者，如急进性高血压或高血压危象者。

2. 局部有皮损、红肿、溃破或内伤者。

【操作方法】

1. 设施设备要求

集体练习时场地面积应保证人员之间相对宽松，保证练习时不会发生相互碰撞。室内需保持空气流通，环境温度在 18 ～ 32℃为宜，可安置一面镜子，纠正自身的动作。练习者应着宽松的便服或运动服。

2. 操作流程

预备式

动作要点：保证手部清洁，体位取卧位、坐位皆可，双臂自然下垂，身体保持正直，全身放松，两眼轻闭，均匀呼吸。

第一式：搓手运眼养睛明（图 2-1 ～图 2-3）

动作一：两手掌心相对，相搓生热，屈指并拢，罩于眼上，眼球顺时针运转 4 次，逆时针运转 4 次，交替进行 4 次。

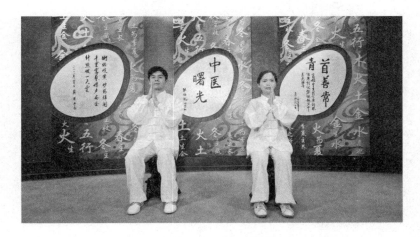

图 2-1　搓手运眼养睛明（1）

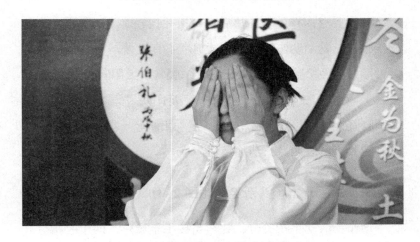

图 2-2　搓手运眼养睛明（2）

动作二：以左右食指第二节内侧面上下交替轮刮眼眶，上眶从印堂穴、攒竹穴起，经鱼腰穴、丝竹空穴到太阳穴为止，下眶从睛明穴起，经承泣穴至瞳子髎穴止，先上后下，反复 10次，并用大拇指按揉太阳穴，力度适中。

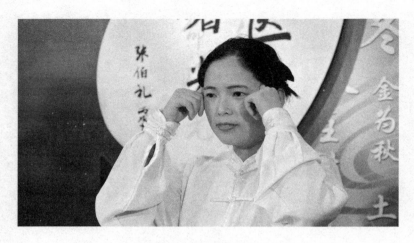

图 2-3　搓手运眼养睛明（3）

动作要点：将手掌搓热后，四指并拢轻罩于双眼眶上，勿按压眼球。轮刮动作轻柔，按揉力度不宜过大。

涉及的经络腧穴：经外奇穴（鱼腰穴、太阳穴），督脉（印堂穴），手少阳三焦经（丝竹空穴），足阳明胃经（承泣穴），足太阳膀胱经（攒竹穴、睛明穴），足少阳胆经（瞳子髎穴）。

功效：清肝明目，消除疲劳。

第二式：十指梳头活经络（图 2-4）

动作：活动手指关节，并适当搓手至微热，两手手指分开成爪形，由前发际线向后至风池穴，从中至两侧梳理头部，每至风池穴即按压此穴两次，共梳理 8 次。

动作要点：双手指尖与指腹循经梳头，以头皮有压迫感、手指可顺利滑动为度。

涉及的经络腧穴：足少阳胆经（风池穴），足阳明胃经，足太阳膀胱经，督脉。

功效：疏通经络，行气活血。

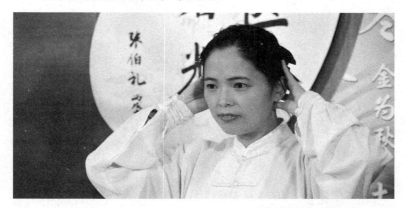

图 2-4 十指梳头活经络

第三式：千斤单点百会穴（图 2-5 ～图 2-7）

动作一：右手中指（拇指置中指腹侧，食指置中指背侧）点按百会穴 64 下，同时紧缩前后阴。

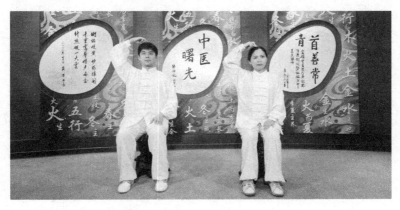

图 2-5 千斤单点百会穴（1）

动作二：左手掌在下，右手掌覆于左手背上，两劳宫穴重叠对准百会穴，顺时针轻摩百会穴 8 圈，换手逆时针轻摩百会穴 8 圈，最后用右手指轻拍百会穴 8 下。

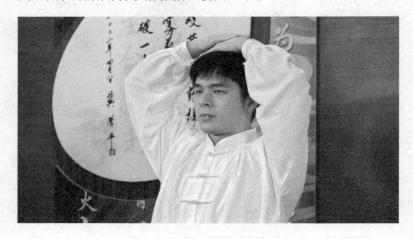

图 2-6　千斤单点百会穴（2）

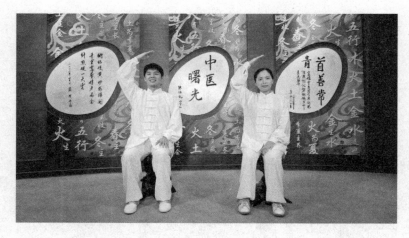

图 2-7　千斤单点百会穴（3）

动作要点：周身放松，点按力度不宜过大，有轻微麻胀感即可。

涉及的经络腧穴：督脉（百会穴），手厥阴心包经（劳宫穴）。

功效：醒脑开窍，升清降浊。

第四式：耳前项后健脑肾（图 2-8 ～图 2-11）

动作一：两手中指置于耳前方（耳门穴、听宫穴、听会穴），食指置于耳后方翳风穴，拇指置于下颌角后方，胸锁乳突肌前缘凹陷处的天容穴，上下揉擦 32 次，以发热为宜。

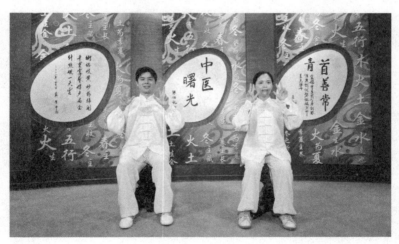

图 2-8　耳前项后健脑肾（1）

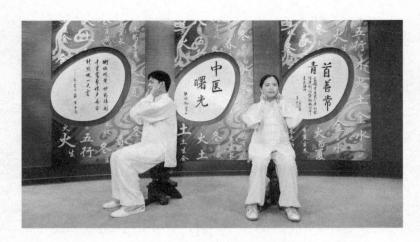

图 2-9　耳前项后健脑肾（2）

动作二：将一侧手掌置于项后（风池穴、风府穴、大椎穴）揉擦 32 次，以项部发热为宜。

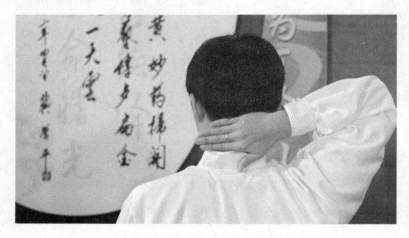

图 2-10　耳前项后健脑肾（3）

动作三：右手拿捏左侧肩井穴 16 次，左手拿捏右侧肩井穴 16 次。

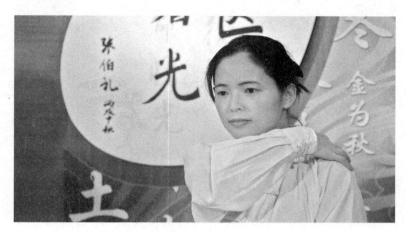

图 2-11　耳前项后健脑肾（4）

动作要点：揉擦力度适中，以发热为度。拿捏动作轻柔，以有酸胀麻感为度。

涉及的经络腧穴：手少阳三焦经（耳门穴、翳风穴），足少阳胆经（听会穴、风池穴、肩井穴），手太阳小肠经（听宫穴、天容穴），督脉（风府穴、大椎穴）。

功效：聪耳消鸣，益肾壮督。

第五式：上肢四穴调气血（图 2-12 ～ 图 2-15）

动作一：一手前臂屈曲 90 度，置于腹前，掌心向里，另一手大拇指置于曲池穴点揉 32 下，左右交替。

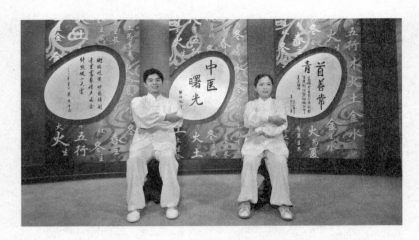

图 2-12 上肢四穴调气血（1）

动作二：掌心倾斜 45 度，大拇指在内关穴点揉 32 下，左右交替。

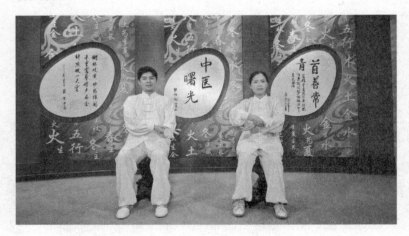

图 2-13 上肢四穴调气血（2）

动作三：拇指按揉合谷穴 32 下，左右交替。

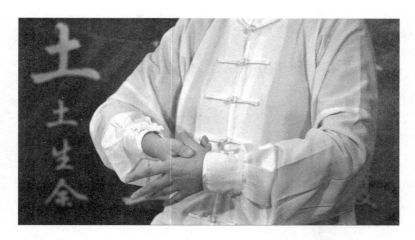

图 2-14 上肢四穴调气血（3）

动作四：食指点揉列缺穴 32 下，左右交替。

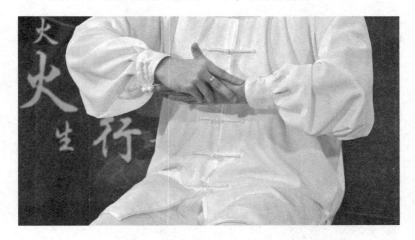

图 2-15 上肢四穴调气血（4）

动作要点：指揉应均匀有力，以穴位处有酸胀感为度。

涉及的经络腧穴：手阳明大肠经（曲池穴、合谷穴），手太阴肺经（列缺穴），手厥阴心包经（内关穴）。

功效：调补心肺，清心泻火。

第六式：足心拇指常点揉（图 2–16、图 2–17）

动作：坐位，一手托足，另一手握该足，拇指分别置于涌泉穴、大敦穴、太冲穴，旋转指揉各 32 次，左右交替进行。

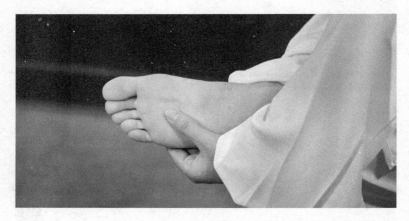

图 2–16　足心拇指常点揉（1）

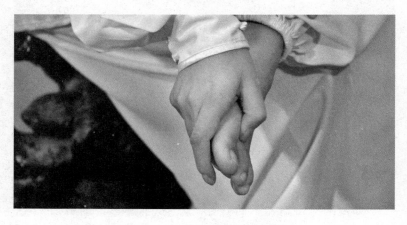

图 2–17　足心拇指常点揉（2）

动作要点：指揉应均匀有力，可配合点按。点揉时微有酸胀感，点揉后足心有发热感，头目清爽。

涉及的经络腧穴：足少阴肾经（涌泉穴），足厥阴肝经（大敦穴、太冲穴）。

功效：滋肾益气，潜阳疏肝。

第七式：小腿内外上下循（图 2-18、图 2-19）

动作一：右手扶右膝，左手掌心向上，手拇指与其余四指对压于右侧足跟内外太溪穴和昆仑穴，沿足少阴肾经、足厥阴肝经、足太阳膀胱经、足少阳胆经，向上对按至阴陵泉穴。其中三阴交穴揉按时间略长。

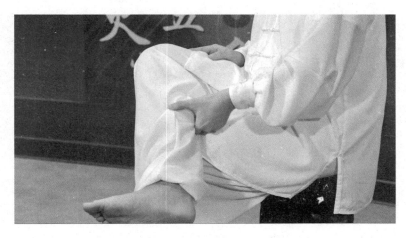

图 2-18　小腿内外上下循（1）

动作二：右手扶右膝，左手掌心向下，拇指与其余四指对压于右侧内外膝眼（犊鼻穴），沿足太阴脾经、足阳明胃经、足厥阴肝经、足少阳胆经，向下对按至商丘穴和丘墟穴。其中足三里穴揉按时间略长。

左右交替，反复上下各做6次对捏。

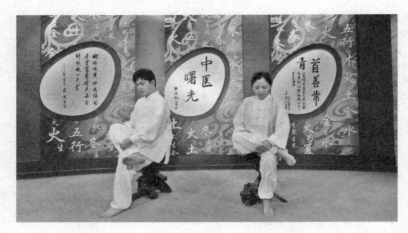

图 2-19　小腿内外上下循（2）

动作要点：对捏力度稍重，以有酸胀感为宜，反复对捏后应觉所过皮肤处有微热感。循经过程中在重点穴位稍做停留重压。

涉及的经络腧穴：足少阴肾经（太溪穴），足太阳膀胱经（昆仑穴），足太阴脾经（商丘穴、阴陵泉穴、三阴交穴），足阳明胃经（犊鼻穴、足三里穴），足厥阴肝经，足少阳胆经（丘墟穴）。

功效：调畅肾经气血，调节全身气机。

第八式：肝胆两经时敲压（图 2-20、图 2-21）

动作一：敲足少阳胆经。双手半握拳，自日月穴始，至阳陵泉穴止，沿足少阳胆经的循行路线由上而下反复敲打，与动作二交替6次。

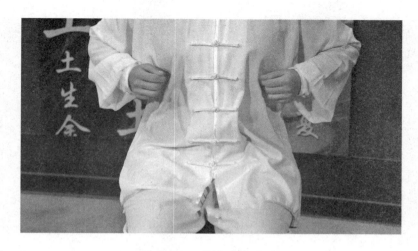

图 2-20 敲足少阳胆经

动作二：压足厥阴肝经。用双手手指自阴包穴始，至期门穴止，沿足厥阴肝经的循行路线由下而上揉按，与动作一交替6次。

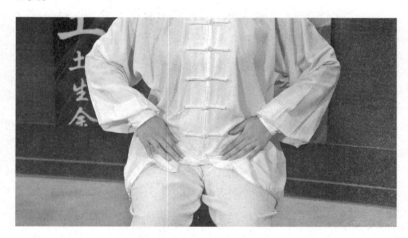

图 2-21 压足厥阴肝经

动作要点：足少阳胆经敲击，足厥阴肝经按揉，力度适中，以舒适为度。

涉及的经络腧穴：足厥阴肝经（阴包穴、期门穴），足少阳胆经（日月穴、阳陵泉穴）。

功效：理气泄浊，调畅气机。

3. 疗程要求

每天 1～2 次，建议 2 次，早晚为宜，工间、午休也可。每次不少于 20 分钟，每周练习 ≥ 5 次。2 个月为 1 个疗程。

【注意事项】

1. 情绪不要过于激动，不宜过饥过饱，衣着宽松，不留长甲，以免抓伤皮肤。

2. 穴位和经络不能随便按敲。如果应用不当，反而会对身体不利；如果逆理而动，会加重病情。

3. 颈部按摩时，避免碰触颈动脉窦，如果同时用力按压左右两侧的颈动脉窦，有可能出现晕厥的现象。

4. 动作规范，定位准确。

5. 锻炼期间患者饮食及其他活动按原习惯正常进行。不宜过饮咖啡、浓茶、烈酒。

6. 高血压患者做操的强度和时间应大于高血压高危人群。

7. 练习时要松静自然，要做到关节肌肉尽可能地放松，呼吸要均匀。

8. 按揉穴位时要强度适中，尽量柔和、均匀、有力、深透，以感酸麻胀为度。

9. 阳经宜敲，阴经宜按。

10. 时间以次数计算（32～64次）或以节拍计算（四八拍或八八拍），年老体虚者强度和时间酌减。

【不良反应和处理】

若练习者在练习过程中出现头晕、头胀，应立即停止练习，并测量血压。如血压偏低，则静卧休息；如血压偏高，则给予降压处理；若未缓解，则需就医。

【效果评价指标】

血压值、证候改善情况（中医证候积分）、生活质量改善情况（杜氏高血压生活质量量表）、降压药物减用或停用率（人数、减药量）、医疗费用减省情况及居民健康相关知识知晓率。

第三章 石氏伤科垫枕法和运肩护颈功

扫码看视频

【概述】

石氏伤科垫枕法是一种通过颈椎垫枕来纠正颈椎弧度，改善颈肩部慢性筋骨劳损，以改善颈椎病症状，使颈椎恢复骨正筋柔状态的一种锻炼方法。运肩护颈功是一种通过运动局部肌肉关节，以松解颈肩部筋骨，改善颈椎活动度，减轻颈椎病症状的一套传统康复功法。

石氏伤科垫枕法和运肩护颈功具有行气通络、松筋健骨的功效。颈部周围有任脉、督脉和胃经、大肠经、小肠经、胆经、膀胱经及三焦经，运肩护颈功通过锻炼颈项部关节肌肉，增强肌力，改善关节的活动度与稳定度，纠正因颈椎"筋出槽，骨错缝"引起的失衡状态，使颈项肩背部的经气得充，脉血畅通，最终达到"筋骨和合"的状态。

石氏伤科垫枕法利用人体自身重力，形成颈椎弧度牵引，从而恢复颈椎原有的生理曲度，进一步使颈椎间隙和椎间孔增宽，松解神经根与周围组织，促进颈椎局部血液循环，减轻炎性反应，加速炎性因子吸收，达到间接治疗的效果。

石氏伤科垫枕法和运肩护颈功已经被广泛推广，并且运用于临床医疗工作中，做了大量的临床医学观察，有较深厚的应用基础和技术实力，对颈椎弧度的改善和颈肩部慢性筋骨疾病等有较好的疗效。

【适应证】

各年龄层的健康人及亚健康人群，颈型、神经根型、椎动脉型等各型颈椎病非急性发作期患者。

【禁忌证】

1.各种疾病的急性期、仍有明显症状者及外伤未恢复者。

2.心、肺、肾等脏器功能障碍者，安静时有心绞痛发作者。

3.严重骨质疏松患者，骨折未愈者。

4.锻炼部位有开放性和闭合性损伤未愈者。

5.动静脉血栓形成，有心力衰竭表现者，如呼吸困难、全身浮肿、胸腔积液、腹腔积液者。

6.脐疝、腹股沟疝、股疝患者。

7.体温超过 38℃，锻炼部位手触剧烈疼痛者。

8.身体极度衰弱、不能耐受锻炼者。

9.严重癫痫患者。

10.血压不正常，且有明显临床症状者。

11. 10 日以内有心肌疾病发作、重度心律不齐者。

12.可能在锻炼中导致病情加重的其他患者。

【操作方法】

1. 设施设备要求

石氏伤科垫枕法需要一条干浴巾，规格在 65cm×130cm 左右即可。

集体练习运肩护颈功时场地面积应保证人员之间相对宽松，做动作时不会发生相互碰撞。室内需保持空气通畅，可放置一面镜子，纠正自身的动作。室外需在地面平整的空场地，同时避免大风、雨雪、雷鸣等恶劣天气。衣着应宽松舒适，防寒保暖，穿平底鞋。

2. 石氏伤科垫枕法操作流程（图 3-1、图 3-2）

动作要点：取一条干浴巾，对折后卷成圆柱状，患者去枕平卧于床上，将毛巾卷垫于颈项处，使头部自然后仰置于床

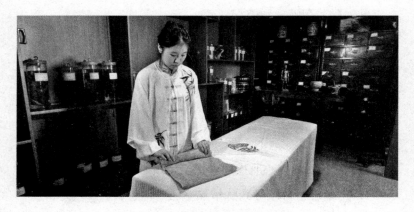

图 3-1　石氏伤科垫枕法（1）

面。按照个人体型适当调整毛巾卷的粗细及紧实程度，以其可托起颈椎，但患者头部不离开床面为佳。

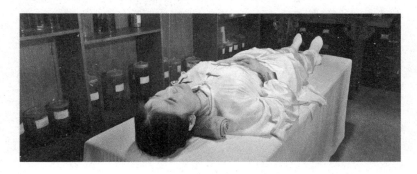

图 3-2　石氏伤科垫枕法（2）

动作量度：每日 1 次，每次 20 ～ 30 分钟，不宜超过 30 分钟，不可以此代替睡眠用枕。

3. 运肩护颈功操作流程

预备式

动作要点：站立体位，两脚平行，与肩同宽，虚灵顶劲，沉肩坠肘，手置体侧，含胸拔背，直腰蓄腹，松髋虚膝，五趾抓地，目视前方，全身放松。

第一式：运肩拔背松筋脉（图 3-3）

动作要点：以肩关节为中心，连续做一个"上提→后拉→下落→前运"的环形运动，上提、后拉时用力，下落、前运时放松，连续运肩 5 ～ 10 圈，再相反方向运肩 5 ～ 10 圈。

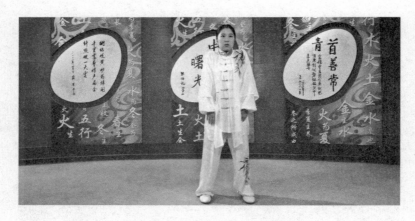

图 3-3 运肩拔背松筋脉

注意事项：锻炼过程中自然呼吸，不要屏气，注意力集中在肩背部。整个动作连贯、缓慢、匀速，一气呵成，需用心仔细体会一个"运"字。

第二式：活动颈椎百病消（图 3-4 ～图 3-9）

动作要点：分别缓慢地单独做颈椎前屈、后伸、向左侧

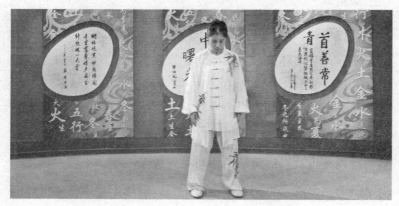

图 3-4 活动颈椎百病消（1）

屈、向右侧屈、向左转动、向右转动六个角度的活动，此为1组，共做3～4组。每个角度活动到极限位置时停留3秒钟，然后再慢慢回到中立位置。

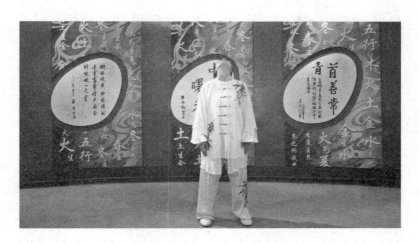

图 3-5　活动颈椎百病消（2）

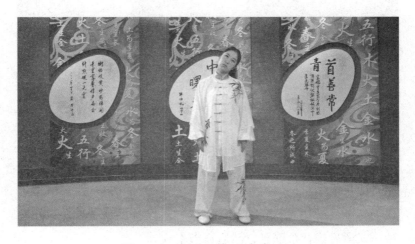

图 3-6　活动颈椎百病消（3）

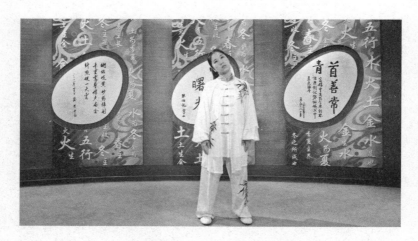

图 3-7　活动颈椎百病消（4）

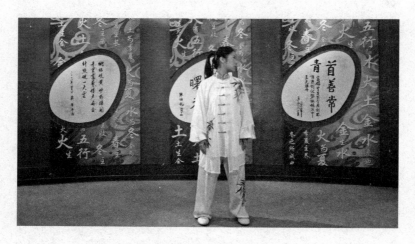

图 3-8　活动颈椎百病消（5）

注意事项：锻炼过程中自然呼吸，不要屏气，注意力集中在颈项部。动作宜慢不宜快，不要做颈椎环形摇动动作。先做第一式运肩拔背松筋脉，然后再做本式。

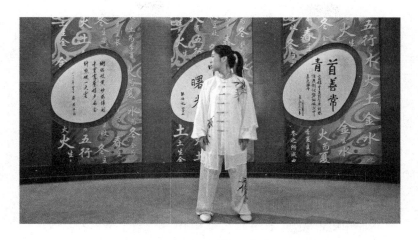

图 3-9 活动颈椎百病消（6）

4. 疗程要求

石氏伤科垫枕法和运肩护颈功需每天坚持练习。石氏伤科垫枕法建议每天进行 1 次，12 周为 1 个疗程。运肩护颈功建议每天进行 1 ～ 2 次，4 周为 1 个疗程。

【不良反应和处理】

在石氏伤科垫枕法和运肩护颈功锻炼过程中可能会出现肌肉拉伤、小关节紊乱等意外。

肌肉拉伤即肌纤维撕裂而致的损伤。这种损伤可根据疼痛程度确定受伤的轻重，一旦出现痛感应立即停止运动，并在痛点敷上冰块或冷毛巾，以使小血管收缩，减少局部充血、水肿。切忌搓揉及热敷。

小关节紊乱多表现为颈椎交锁感、颈项部活动不利。可能会由于颈项部肌肉紧张或小关节嵌顿，无法完成正常的活动。这种情况需要经正规医院的骨伤科医师诊治，根据具体情况行松解理筋或整骨治疗以改善症状。

【效果评价指标】

1. 颈椎功能障碍指数（neck disability index，NDI）评分

采用 NDI 量表，NDI 量表总共 10 个项目，由患者根据自己的实际情况填写。每个项目最低得分为 0 分，最高得分为 5 分，分数越高表示功能障碍程度越重。NDI 量表包括相关症状（疼痛强度、头痛、集中注意力和睡眠）和日常生活活动能力（个人护理、提起重物、阅读、工作、驾驶和娱乐）两部分（表 3-1）。

表 3-1　NDI 量表

问题 1：疼痛强度	问题 2：个人护理（洗漱、穿衣等）
□我此刻没有疼痛 □我此刻疼痛非常轻微 □我此刻有中等程度的疼痛 □我此刻疼痛相当严重 □我此刻疼痛非常严重 □我此刻疼痛难以想象	□我可以正常照顾自己，而不会引起额外的疼痛 □我可以正常照顾自己，但会引起额外的疼痛 □我在照顾自己的时候会出现疼痛，需要慢慢的、小心的进行 □我的日常生活需要一些帮助 □我的大多数日常生活都需要照顾 □我不能穿衣，洗漱也很困难，不得不卧床

续表

问题 3：提起重物	问题 4：阅读
□我可以提起重物，且不引起任何额外的疼痛	□我可以随意阅读，而不会引起颈痛
□我可以提起重物，但会引起额外的疼痛	□我可以随意阅读，但会引起轻度颈痛
□疼痛会妨碍我从地板上提起重物，但如果重物放在桌子上合适的位置，我可以设法提起它	□我可以随意阅读，但会引起中度颈痛
□疼痛会妨碍我提起重物，但可以提起中等重量的物体	□因中度的颈痛，使得我不能随意阅读
□我可以提起轻的物体	□因严重的颈痛，使我阅读困难
□我不能提起或搬动任何物体	□我完全不能阅读
问题 5：头痛	**问题 6：集中注意力**
□我完全没有头痛	□我可以完全集中注意力，并且没有任何困难
□我有轻微的头痛，但不经常发生	□我可以完全集中注意力，但有轻微的困难。
□我有中度头痛，但不经常发生	□当我想完全集中注意力时，有一定程度的困难
□我有中度头痛，且经常发生	□当我想完全集中注意力时，有较大的困难
□我有严重的头痛，且经常发生	□当我想完全集中注意力时，有很大的困难
□我几乎一直头痛	□我完全不能集中注意力

续表

问题 7：工作	问题 8：睡眠
□我可以做很多我想做的工作	□我睡眠没有问题
□我可以做多数日常的工作，但不能太多	□我的睡眠稍受影响（失眠，少于1 小时）
□我只能做一部分日常的工作	□我的睡眠轻度受影响（失眠，1～2 个小时）
□我不能做我的日常工作	□我的睡眠中度受影响（失眠，2～3 个小时）
□我几乎不能工作	□我的睡眠重度受影响（失眠，3～5 个小时）
□我任何工作都无法做	□我的睡眠极度受影响（失眠，5～7 个小时）
问题 9：驾驶	问题 10：娱乐
□我能驾驶而没有任何颈痛	□我能从事我所有的娱乐活动，没有颈痛
□我想驾驶就可以驾驶，但有轻微颈痛	□我能从事我所有的娱乐活动，但有轻微颈痛
□我想驾驶就可以驾驶，但有中度颈痛	□因颈痛，我只能从事大部分的娱乐活动
□我想驾驶，但不能驾驶，因有中度颈痛	□因颈痛，我只能从事少量的娱乐活动
□因严重的颈痛，我几乎不能驾驶	□因颈痛，我几乎不能参与任何娱乐活动
□因严重的颈痛，我完全不能驾驶	

通过 NDI 量表评分可换算得出疗效指数。

疗效指数 =（治疗前 NDI 量表评分－治疗后 NDI 量表评分）/ 治疗前 NDI 量表评分 ×100%。

A. 临床痊愈：疗效指数≥ 90%，症状体征消失或基本消失。

B. 部分痊愈：70% <疗效指数< 90%，症状体征明显改善。

C. 有效：30% <疗效指数≤ 70%，症状体征均有好转。

D. 无效：疗效指数≤ 30%，症状体征无明显改善。

同时可以进一步换算得出有效率。

有效率＝（临床痊愈人数＋部分痊愈人数＋有效人数）/样本数 ×100%

2. 疼痛评价

采用视觉模拟评分法（visual analogue scale，VAS）。向练习者详细说明，并且确认练习者已充分理解后，由练习者在练习前、练习后分别对感觉到的疼痛程度进行自我评价。评价的结果以在一条 100mm 长的直线上打一个"×"来表示。如果把"×"划在直线的左端，即表示无疼痛感。"×"越向右划，即表示感到的疼痛越强烈；"×"越向左划，即表示感到的疼痛越微弱。

第四章　中医偏颇体质调理操

扫码看视频

中医偏颇体质调理操是通过呼吸吐纳结合功法以调整脏腑、祛除病邪、调和阴阳、预防疾病的一种以功法为主的锻炼方法。

一、呼吸吐纳法

【概述】

呼吸吐纳法以嘘、呵、呼、呬、吹、嘻六种字音对应人体肝、心、脾、肺、肾、三焦，以嘘字治肝气，以呵字治心气，以呼字治脾气，以呬字治肺气，以吹字治肾气，以嘻字理三焦，以牵动脏腑经络气血的运行，发挥益气、温阳、活血、健脾、润肺、强肾的功效。

通过呼吸运动可以使呼气量（即排出的二氧化碳量）大为增多。发六种不同字音可增强呼气时产生的震动波和内压力，并使之漫及整个胸腹腔，增加腹压，促进静脉回流，疏解腹腔内容易形成的瘀血，以兴奋副交感神经，加强中枢神经的抑制过程。吸气时会伴随交感神经兴奋，呼气会伴随副交感神经兴奋，故六字诀深长呼气，可以消除由交感神经亢奋引起的各种生理反应，从而加强中枢神经的抑制过程，使身心处于平和安静的状态。

呼吸吐纳法已经在多家医院进行广泛推广，并且运用于临床医疗工作中，做了大量的临床医学观察，有较深厚的应用基础和技术实力，对呼吸困难及慢性呼吸系统性疾病、消化系统疾病等有较好的疗效。

【适应证】

各种年龄阶段的健康人，亚健康、偏颇体质人群，呼吸困难 5 级以下者。

【禁忌证】

1. 各种颈椎疾病、腰椎疾病、骨关节疾病急性期者。

2. 急进性高血压、重症高血压或高血压危象者。

3. 患有严重的心律失常、心动过速、脑血管痉挛、心力衰竭、不稳定型心绞痛等疾病者。

【操作方法】

1. 设施设备要求

集体练习时场地面积应保证人员之间相对宽松，做动作时不会发生相互碰撞。室外需在地面平整的空场地，必要时配备扩音器材。室内需保持空气通畅，可安置一面镜子，纠正自身的动作。练习者应着宽松的运动服。

2. 操作流程

预备式

动作要点：站立体位，两脚平行，与肩同宽，头正项直，百会朝天，内视小腹，轻合嘴唇而舌抵上腭，沉肩坠肘，两臂自然下垂，两腋虚空肘微屈，含胸拔背，松腰塌胯，两膝微屈，全身放松，呼吸自然平稳。每变换一个字都以预备式起。每次练功时预备式可以多站一会，体会松静自然、气血和顺之雅静。

第一式：嘘字诀

"嘘字诀"养肝。

口型要点：两唇微合，有横绷之力，舌尖向前并向内抽，舌的两边向中间微微卷起，牙齿露有微缝，向外吐气。

动作要点：两手重叠于小腹之上，男子左手在下、右手在上（女子则相反），内外劳宫穴相对，以下手的鱼际穴压在脐下边沿上，开始呼气并念"嘘"。两眼随吐气念字慢慢尽力瞪圆。呼气时提肛收小腹缩肾，体重后移，足大趾轻轻点地。呼气尽则放松恢复自然吸气。吸气尽可用一个短暂的自然呼吸稍事休息（下同）。再读第二个"嘘"字，如此动作反复6次为一遍，然后按调息要领，做一次调息，恢复预备式。

做"嘘"字功时，工夫稍长，眼睛有气感，初起发胀，有的人感到刺疼、流泪，大拇指少商穴感到麻胀。慢慢眼睛清凉，视力逐渐提高，所以"嘘"字功可治眼疾。肝火旺、肝虚、肝肿大、食欲不振、消化不良及两眼干涩、头晕目眩等，练此功都有效。

第二式：呵字诀

"呵字诀"补心。

口型要点：口半张，舌抵下颌，腮稍用力后拉，舌边下压牙齿。

动作要点：两臂从侧前方自然抬起，同时吸气。手徐徐下按时呼气读"呵"字，呼气尽时两手正好按至小腹前（但此时仍张嘴吐字）。然后两臂下垂，轻合嘴唇，自然吸气。依上述要领反复6次为一遍，然后按调息要领，做一次调息，恢复预备式。

做"呵"字功时，小指尖、中指尖都有麻胀感，同时与心经有关的脏器也会有新的感受。心悸、心绞痛、失眠、健忘、出汗过多、舌体糜烂、舌强语謇等，均可练此功治疗。

第三式：呼字诀

"呼字诀"健脾。

口型要点：撮口如管状，唇圆似筒，舌放平向上微卷，用力前伸，这个口型动作，能牵引冲脉上行之气喷出口外。

动作要点：两手由体侧如托物状抬至下丹田，右手上提稍快，左手上提稍慢，同时吸气。当右手抬至中脘穴，随呼气念

"呼"字之势向外翻转，向上托举，同时左手翻转下按，上托下按的速度与呼气一致。呼气尽时右手上托至头部前上方，左手下按至左胯旁。同时闭口用鼻自然吸气，右手小臂外旋变为掌，手心朝面从面前下落。与此同时左手小臂内旋，先手心向上，接着使指尖朝上，然后手心朝里从面前上穿，两臂在胸前交叉，右手在外，左手在内。吸气尽，然后左手翻转上托，右手翻转下按，做第二次"呼"字功，如此反复6次为一遍，然后做一次调息，恢复预备式。

做"呼"字功的气感与做"呵"字功的气感有相同。脾虚、腹胀、腹泻、皮肤水肿、肌肉萎缩、脾胃不和、消化不良、食欲不振、便血、女子血崩、四肢疲乏等，均可练此功治疗。

第四式：呬字诀

"呬字诀"润肺。

口型要点：两唇微向后收，上下齿相对，舌尖入两齿缝内，由齿向外发音。

动作要点：两臂向腹前抬起，手心朝上，手指尖相对应如捧物到胸口膻中穴处，两臂内旋翻转手心向外成立掌，同时吸气。然后向左右展臂宽胸推掌如鸟之张翼。展臂推掌的同时开始呼气并读"呬"字，呼气尽时两臂从两侧自然下落。按上述要领反复6次为一遍，然后调息恢复预备式。

当两臂如鸟张翼向左右展开时，练习者会感到经脉中如有小虫爬行，呼气尽而气到指尖，以拇指、食指气感较强。外感伤风、发热咳嗽、痰涎上涌、背痛怕冷、呼吸急促而气短、尿频而量少等，均可练此功治疗。

第五式：吹字诀

"吹字诀"强肾。

口型要点：口微张，两嘴角稍后，舌微向上翘并微向后收。

动作要点：两臂从体侧经腰隙向前抬起在胸前膻中穴撑圆，两手指尖相对应如抱重物，同时吸气。呼气读"吹"字时，身体下蹲，足五趾点地，足心空如行泥地，两臂随之下落，虚抱两膝，直至呼气尽后两脚跟稍用力慢慢站起，两臂自然下落于身体两侧。按上述要领反复 6 次为一遍，然后调息，恢复预备式。

做"吹"字功时手心和中指气感较强。腰腿无力或冷痛、目涩健忘、潮热盗汗、头晕耳鸣、男子遗精或阳痿早泄、女子梦交或子宫虚寒、牙动摇、发脱落等，皆可练此功治疗。

第六式：嘻字诀

"嘻字诀"理三焦。

口型要点：两唇微启稍向里扣，上下相对但不闭合，舌微伸但有缩意，舌尖向下，有嬉笑自得之貌，怡然自得之心。

动作要点：两臂由体侧自然抬起，手心朝上，手指尖相对如捧物之状，抬至胸口膻中穴处，两臂内旋翻手心向外，同时吸气。向上托时呼气读"嘻"字，托至头部前上方，指尖相对，呼气尽。接着两臂外旋变立掌手心朝里，经面部、胸前下落，至乳房时两手劳宫穴对乳中穴，指尖相对应，接着转指尖向下，手贴身体沿胆经路线自然下垂于身体两侧。按上述要领反复 6 次为一遍。高血压患者，双手不宜过头，可向前上方推，上托时稍快，下落时稍慢，意想涌泉穴。

做"嘻"字功，呼气时手无名指气感强，下落时足四趾气感强。这是由于少阳之气随呼气上升与冲脉并而贯通上下，则三焦理气之功能发挥，脏腑之气血通畅。三焦不畅引起的耳鸣、眩晕、喉痛、咽肿、胸腹胀闷、小便不利等，应多做"嘻"字功。

收式：引气归元

3. 疗程要求

每天 12 次，36 天为 1 个疗程。

【注意事项】

1. 练习时要松静自然，在练习过程中要做到关节肌肉尽可能地放松。

2. 采用顺腹式呼吸，吐字呼气时略提会阴（小腹内收，提肛缩肾），横膈上升，使浊气排除；吸气时轻合嘴唇，舌抵上腭，会阴放松，腹部自然隆起。呼吸宜深、细、匀、长。

3. 导引动作要柔和，并做到气尽式成。

【不良反应和处理】

过度换气可能会导致头晕、头胀，此时应立即停止练习，稳定练习者情绪，嘱练习者全身放松，均匀呼吸，有意识地减慢呼吸频率或屏气，以减少二氧化碳的呼出，改善碱中毒，缓解症状。

【效果评价指标】

1. 呼吸困难程度分级。

2. 肺活量。

3. 换气量。

二、气虚体质功法：搅赤龙（纳气吞津法）

【概述】

搅赤龙（纳气吞津法）参考中医气功，将吐纳和功法结合，锻炼呼吸，使气机升降、出入顺畅，同时配合吞津咽唾，达到补气养气、开肺纳气、和胃健脾的功效。

搅赤龙，又称赤龙搅海，是以中医气功为基础，要求意志集中，吐纳深长，气贯丹田，吞津咽唾。从中医养生保健上来说，气贯丹田是祛除疾病、预防疾病的关键。唾液是人体的"灵液""神水""金浆""醴泉"，可以使人"精气长留，颜容不槁，目明耳灵"。自古至今，唾液都享有生命之水的美称。

唾液腺分布在舌下和两腮内。赤龙搅海是把舌比作龙，把口腔比作海，舌在口腔内搅动正好可以激发和增进唾液腺的功能，促进唾液分泌。

现代研究发现，唾液中有黏蛋白、球蛋白，有淀粉酶、溶菌酶、过氧化物酶、过氧化氢酶等多种酶，有近 10 种维生素，有钾、钠、钙等多种矿物质，还能合成对人体极重要的激素，如肾上腺皮质激素、具有升高血糖作用的激素等，含量虽微，但作用很大，能促进细胞生长和分裂，加速细胞内脱氧核糖核酸、核糖核酸、蛋白质的合成，促进肌肉、牙齿、眼睛、骨骼、关节的发育。

搅赤龙（纳气吞津法）已经在多家医院进行广泛推广，并且运用于临床医疗工作中，做了大量的临床医学观察，有较深厚的应用基础和技术实力，对消化系统疾病有较好的疗效。

【适应证】

各种年龄阶段的健康人、亚健康人群及气虚体质患者。气虚体质是由于元气不足导致，以气息低弱、机体脏腑功能状态低下为主要特征的一种体质状态。其体质特征为语音低怯，气短懒言，易疲乏，精神不振，易出汗，舌淡红，舌体胖大、边有齿痕，脉虚缓。

【禁忌证】

1. 严重呼吸功能不全者。
2. 急进性高血压、重症高血压或高血压危象者。

3.有严重心脑血管疾病、感染性疾病、出血性疾病，极度疲劳或虚弱者。

【操作方法】

1. 设施设备要求

集体练习时场地面积应保证人员之间相对宽松，做动作时不会发生相互碰撞。室外需在地面平整的空场地，必要时配备扩音器材。室内需保持空气通畅，可安置一面镜子，纠正自身的动作。练习者应着宽松的运动服。

2. 技术组成

端坐手心扣双膝，排除杂念呼吸稳，舌抵上腭勤搅动，唾液盈满咽三口。

3. 操作流程

动作要点：静息坐位或立位，含胸挺腹，双手放松置于身体两侧或腿上，全身肌肉放松，心平气和，意守丹田，眼看鼻尖，舌尖点上腭部，慢慢纳气，纳到丹田后呼气，重复7次。随后，舌头围着牙龈360°旋转，先顺时针转7圈，再逆时针转7圈。待口中盈满唾液后，分3次缓慢咽下（图4-1）。

4. 疗程要求

每天2次，3个月为1个疗程。

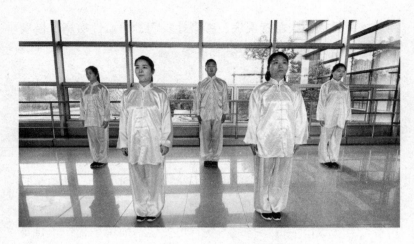

图 4-1 搅赤龙（纳气吞津法）

【不良反应和处理】

久站导致双下肢乏力、头晕时，应立即停止练习，稳定练习者情绪，嘱练习者全身放松，均匀呼吸，有意识地减慢呼吸频率或屏气，以减少二氧化碳的呼出，改善碱中毒，缓解症状。

【效果评价指标】

显效：主诉症状完全消失或缓解 70% 以上，精神状态良好。

有效：主诉症状缓解 30% ～ 69%，精神状态明显好转。

无效：主诉症状缓解 30% 以下，精神状态同练习前。

三、阳虚体质功法：鸣天鼓（掩耳叩首）

【概述】

鸣天鼓（掩耳叩首）参考中医气功，通过掩耳叩击脑部，对耳产生刺激，以达到调补肾元、强本固肾的功效。

中医学认为，耳为心肾之窍，通于脑。通过掩耳叩击脑部，对耳产生刺激，可达调补肾元、强本固肾之效。在操作时需顶平项直，才能使机体的经络及肾气得到调理，使脉得以疏通。

鸣天鼓以双手掌紧贴两外耳道口，五指置于脑后，食指叠于中指上往下弹击脑后枕部，使枕骨发出清脆的"鸣鼓"声，以达到治疗和改善耳鸣的目的。该法可以振动鼓膜，调整和改善耳蜗供血，促进内耳血液循环，调整失调的自主神经功能，具有防止耳膜老化等功能。

鸣天鼓已经在多家医院进行广泛推广，并且运用于临床医疗工作中，做了大量的临床医学观察，有较深厚的应用基础和技术实力，对头晕、健忘、耳鸣等肾虚症状均有较好的疗效。

【适应证】

各种年龄阶段的健康人、亚健康人群及阳虚体质患者，尤其宜于老年耳聋患者。阳虚体质是指阳气虚弱，温煦功能不足的体质。其体质特征为平素畏冷，手足不温，喜热饮食，精神不振，肌肉松软不实，形体白胖，肌肉不壮，舌淡胖嫩，脉沉迟。

【禁忌证】

1. 有外耳道疾病、中耳疾病、鼻咽癌、脑外伤者。

2. 伴有严重的抑郁症或其他精神疾病，以及严重的心、脑、肝、肺、肾、血液疾病或其他影响其生存的严重疾病者。

3. 急进性高血压、重症高血压或高血压危象者。

【操作方法】

1. 设施设备要求

集体练习时场地面积应保证人员之间相对宽松，做动作时不会发生相互碰撞。室外需在地面平整的空场地，必要时配备扩音器材。室内需保持空气通畅，可安置一面镜子，纠正自身的动作。练习者应着宽松的运动服。

2. 技术组成

两手齐持脑，掩耳聪教塞，调元气自闲，舌尖还抵腭，弹叩玉枕响。

3. 操作流程

动作要点：静息坐位或立位，含胸挺腹，双手放松置于身体两侧或腿上，全身肌肉放松，心平气和，意守丹田，眼看鼻尖，舌尖点上腭部，慢慢纳气，纳到丹田后呼气。同时以两手掌心对准外耳道口，两手掌配合呼吸对外耳郭行开合拉吸动作，吸气时手掌紧贴外耳郭，呼气时手掌离开外耳郭，约 24次，以耳内产相吸相斥的气感为佳（图 4-2）。随后两手掌心继续紧贴外耳郭，两手示、中、无名、小指对称地横按在枕部，两示指分别叠于中指上，然后把示指从中指上弹起，叩打在脑后枕部，以听到类似"鸣鼓"之声为度，可配合上下牙齿叩齿，力度适中。先左手 24 次，再右手 24 次，最后双手同时叩击 48 次（图 4-3）。

4. 疗程要求

每天 2 次，3 个月为 1 个疗程。

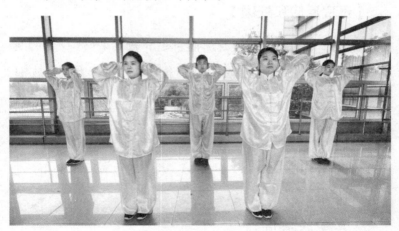

图 4-2　鸣天鼓（掩耳叩首）（1）

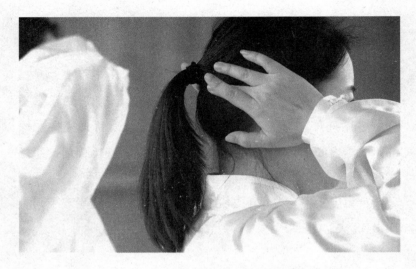

图 4-3　鸣天鼓（掩耳叩首）（2）

【不良反应和处理】

久站、叩击过重、掩耳时间过长导致双下肢乏力、头晕时，应立即停止练习，稳定练习者情绪，嘱练习者全身放松，均匀呼吸，有意识地减慢呼吸频率或屏气，以减少二氧化碳的呼出，改善碱中毒，缓解症状。

【效果评价指标】

1. 听力测试。

2. 耳鸣疗效评估

（1）评估最近一周的耳鸣表现，若耳鸣的时间 ≤ 1/5，则定义为"有时"；若 1/5 ＜耳鸣的时间 ≤ 2/3，则定义为"经常"；若耳鸣的时间 ＞ 2/3，则定义为"总是"。

（2）耳鸣严重程度分级，参照耳鸣评价量表（tinnitus evaluation questionnaire，TEQ），详见表4-1。

表4-1 耳鸣评价量表

1. 您在什么环境下能听到耳鸣？	2. 您的耳鸣是间歇性还是持续性？
□ A 无耳鸣	□ A 无耳鸣
□ B 安静环境	□ B 间歇时间大于持续时间
□ C 一般环境	□ C 持续时间大于间歇时间
□ D 任何环境	□ D 持续性
3. 耳鸣影响了您的睡眠吗？	4. 耳鸣影响了您的工作和生活吗？
□ A 无影响	□ A 无影响
□ B 有时影响	□ B 有时影响
□ C 经常影响	□ C 经常影响
□ D 几乎每天都影响	□ D 几乎每天都影响
5. 耳鸣使您感到心烦（影响情绪）吗？	6. 您对自己耳鸣严重程度（总体感受）的评分？
□ A 无心烦	
□ B 有时心烦	□ A 1 分
□ C 经常心烦	□ B 2 分
□ D 几乎每天都心烦	□ C 3 分
	□ D 4 分
	□ E 5 分
	□ F 6 分

注：第1～5题A选项得0分、B选项得1分、C选项得2分、D选项得3分，第6题分值越高代表耳鸣越严重。

耳鸣严重程度分级标准：I级1～6分，Ⅱ级7～10分，Ⅲ级11～14分，Ⅳ级15～18分，Ⅴ级19～21分。

（3）疗效评定标准

痊愈：耳鸣及伴随症状均消失，或耳鸣虽未消失，但所产生的困扰完全消失，治疗结束后随访 1 个月无复发。

显效：耳鸣程度降低 2 个级别及以上。

有效：耳鸣程度降低 1 个级别。

无效：耳鸣程度无改变。

四、阴虚体质功法：纪昌贯虱

【概述】

"纪昌贯虱"取自《列子·汤问》，讲的是纪昌为了学好射箭，苦练眼力，最终能将一只虱子看成犹如车轮的故事。本式动作中，两手握拳，瞬间点抠劳宫穴，有助于清心降火；拉弓射箭，有助于舒胸畅气、调和心肺；身体左旋右转、意守命门、脚跟侧蹬及捻动涌泉，有助于滋阴补肾、固肾壮腰。

劳宫穴，最初称"五里"，后又名"掌中"，最后因"手任劳作，穴在掌心"而定名为劳宫穴。劳宫穴属手厥阴心包经穴，为心包经之"荣穴"，其五行属火，火为木子，故可清心热、泻肝火。所以本式动作中的中指（中冲穴）点抠劳宫穴可清心降火，有益于增强心功能，对高血压、冠心病有一定的缓解效果。命门穴属督脉，位于腰背，脉气通于大肠俞，为督阳与大肠的交会所，有培元固本、强健腰膝之效。涌泉穴是足少阴肾经的常用腧穴之一，为肾经的第一个穴位，位于足心凹陷处，肾属水，足少阴肾脉由此向上腾溢，比喻经气初出如泉水涌出于下，故名涌泉，有滋阴补肾、激发肾经经气的功效。所以本式动作中的意守命门、脚跟侧蹬及捻动涌泉可激活肾经的源头，使肾经的经气源源不断的发出，有助于滋阴补肾、固肾壮腰。

纪昌贯虱是以中医学中的脏腑经络学说、阴阳五行学说、气血理论为指导，把导引与养生、肢体锻炼与精神修养融为一体的功法，集修身、养性、娱乐、观赏于一体，动作优美，衔接流畅，简单易学，安全可靠，具有祛病强身、延年益寿的功效。

【适应证】

各种年龄阶段的健康人、亚健康人群及阴虚体质患者。阴虚体质是指体内精、血、津、液等亏少，以阴虚内热和干燥等表现为主要特征的体质状态。其体质特征分为干燥和虚热两大类。由于体内精、血、津、液等亏少，故表现为一派干燥的证候，可见口燥咽干、鼻微干、大便干燥、小便短、眩晕耳鸣、两目干涩、视物模糊、皮肤偏干、易生皱纹、舌少津少苔、脉细等。同时由于阴不制阳，阳热之气相对偏旺而生内热，故表现为一派虚火内扰的证候，可见手足心热、口渴喜冷饮、面色潮红、有烘热感、唇红、睡眠差、舌红、脉数等。

【禁忌证】

1.各种颈椎疾病、腰椎疾病、骨关节疾病急性期者。

2.急进性高血压、重症高血压或高血压危象者。

3.患有严重的心律失常、心动过速、脑血管痉挛、心力衰竭、不稳定型心绞痛等疾病者。

【操作方法】

1. 设施设备要求

集体练习时场地面积应保证人员之间相对宽松，做动作时不会发生相互碰撞。室外需在地面平整的空场地，必要时配备扩音器材。室内需保持空气通畅，可安置一面镜子，纠正自身的动作。练习者应着宽松的运动服。

2. 技术组成

开步推掌沉双肩，凝神贯注拉弓箭，舒胸畅气降心火，滋阴补肾捻涌泉。

3. 操作流程

第一拍：左脚开步，两拳变掌前推，手腕与肩同高。两掌前推时，宜起于根，顺于中，达于梢（图 4-4）。

第二拍：两手轻握拳，身体向左转，上体正直，左腿弯曲，右腿伸直，脚跟侧蹬，切勿拔起，捻动涌泉，成拉弓射箭式，两拳由轻握转紧握，手抠劳宫穴，右手从左肘前、左胸前拉到右胸前（图 4-5）。

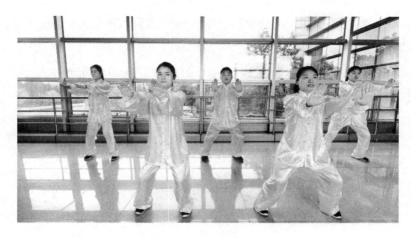

图 4-4　开步推掌沉双肩

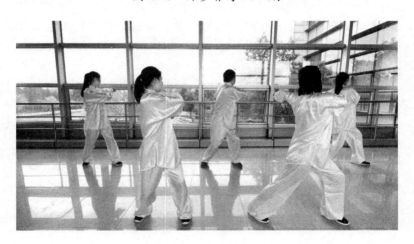

图 4-5　凝神贯注拉弓箭

第三拍：两拳变掌，掌心向下，身体转正，右腿跟向里捻动，脚尖向前，重心下沉，移至右脚，目视前方，眼先环视左掌，当身体转正时，再兼视两掌。

第四拍：左脚向右脚并拢，百会上领，两手随之轻轻握拳，两手臂伸直，沉肩垂肘带手下落，紧握收于腰侧，同时将气沉入丹田。

右式动作与左式相同，但方向相反。练习时注意精神集中，意守命门。

4. 疗程要求

每天 2 次，36 天为 1 个疗程。

【不良反应和处理】

过度拉伸导致腰肌损伤时，应立即停止练习，稳定练习者情绪，嘱练习者全身放松，均匀呼吸，针对患处轻轻按摩，热毛巾外敷以缓解症状。

【效果评价指标】

1. 腰部柔韧性。
2. 换气量。

五、痰湿体质功法：五禽戏——熊戏

【概述】

五禽戏是东汉名医华佗根据古代导引、吐纳、熊经、鸟伸之术，研究了虎、鹿、熊、猿、鸟五禽的活动特点，并结合人体脏腑、经络和气血的功能，编成的一套具有民族风格特色的导引术。五禽戏寓医理于动作之中，寓保健、康复效益于生动形象的"戏"之中，这是五禽戏区别于其他导引术的显著特征。现代医学研究证明，五禽戏作为一种医疗体操，不仅使人体的肌肉和关节得以舒展，而且有益于增强心肺功能，改善心肌供氧量，提高心肌排血力，促进组织器官的正常发育。

本式动作是五禽戏中的熊戏，由熊运和熊晃组成，主要运动腰腹、中焦，可调理脾胃，充实四肢肌肉。以腰为轴带动四肢，动作姿势合理转换，是完成动作质量好坏的关键。

脾与胃以膜相连，同居中焦，互为表里。《黄帝内经》称脾胃为仓廪之官。脾和胃是机体对饮食进行消化、吸收并输布其精微的主要脏腑，人出生之后，机体生命活动的延续和气血津液的生化，都依赖脾胃运化的水谷精微，因此称脾胃为"后天之本""气血生化之源"。脾胃的功能主要为受纳和运化，其致病因素多系饥饱劳倦、七情内伤，从而影响水谷的消化吸收，使脾胃之受纳、腐熟、运化、转输等功能失调而产生一系列的病理变化。脾胃之为病，其证候不外虚实寒热等方面，如脾阳虚衰、中气不足属虚证，寒湿困脾、湿热内蕴属实证，胃病亦有胃寒、胃热、胃虚、胃实之分。

熊戏主脾，可调理脾胃、充实四肢肌肉。练习熊戏有改善脾胃运化功能、营养脏腑和增强肌力的作用。熊戏中用腰带动身体的晃动，使全身都得到运动，促进血液循环，活跃全身生理机能，有滑利脊柱和髋关节、增强腰腹肌力量、调理脾胃的功效。熊戏中，下肢动作在各种步法变换之时，可以对髋、膝、踝3个主要关节起到活利的作用，有利于疏通经络，改善腿部血液循环，强壮筋骨。

【适应证】

各种年龄阶段的健康人，亚健康人群及痰湿体质患者。痰湿体质是指当人体脏腑功能失调时，易引起气血津液运化失调，水湿停聚，聚湿成痰而出现痰湿内蕴的表现，常表现为体形肥胖、腹部肥满、胸闷、痰多、容易困倦、身重不爽、喜食肥甘醇酒、舌体胖大、舌苔白腻等。多因寒湿侵袭、饮食不节、先天禀赋、年老久病、缺乏运动等而发病，常随痰湿留滞部位不同而出现不同的症状。痰湿体质者易患消渴、中风、胸痹等疾病，对梅雨及湿气重的环境适应力差。应以燥湿化痰为治疗大法，平素注意调护，改善痰湿体质，防止痰湿病证发生。

【禁忌证】

1. 各种颈椎疾病、腰椎疾病、骨关节病急性期者。
2. 急进性高血压、重症高血压或高血压危象者。
3. 患有严重的心律失常、心动过速、脑血管痉挛、心力衰竭、不稳定型心绞痛等疾病者。

【操作方法】

1. 技术组成

（1）熊运　两拳外导划立圆，腰腹内引摇晃颠，导气引体气血和，形正意宁神不乱；运腰摩腹谷气消，中焦运化脏腑暖，户枢常动蠹不侵，脾胃健运病莫生。

（2）熊晃　提髋屈膝握空拳，落步震髋臂内旋，晃肩拧腰意两胁，前靠后坐调脾肝；摇摆颠足步履稳，润肠化结脾胃安，熊经本是祖传法，笨中生灵贵自然。

2. 操作流程

（1）熊运　两掌握空拳成"熊掌"，拳眼相对，垂于下腹部，目视两拳。以腰腹为轴，上体顺时针摇晃。同时，两拳随之沿右肋部、上腹部、左肋部、下腹部画圆，目随上体摇晃环视。重复前面动作，上体逆时针摇晃，两拳随之画圆，方向相反。两拳变掌下落，自然垂于体侧，目视前方（图4-6）。

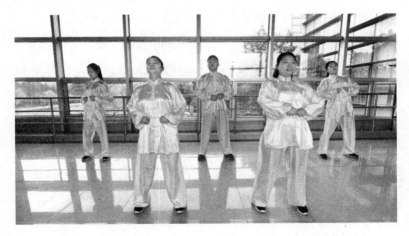

图 4-6　熊运

动作要点：两腿保持不动，固定腰胯。开始练习时手下垂放松，只体会腰腹部的立圆摇晃，待熟练后再带动两手在腹前绕立圆。动作配合要协调自然，手上提时吸气，手向下时呼气。

功效：熊运可调理脾胃，增强消化功能，对腰背部也有锻炼作用。

（2）熊晃 身体重心右移，左髋上提，牵动左脚离地，再微屈左膝。两掌握空拳成"熊掌"，身体重心前移，左脚向左前方迈步落地，全脚掌踏实，脚尖朝前，右腿伸直。身体右转，左臂内旋前靠，左拳摆至左膝前上方，拳心朝右，右拳摆至体后，拳心朝后。身体左转，重心后坐，右腿屈膝，左腿伸直，拧腰晃肩，带动两臂前后弧形摆动，右拳摆至左膝前上方，拳心朝右，左拳摆至体后，拳心朝后。身体右转，重心前移，左腿屈膝，右腿伸直，左臂内旋前靠，左拳摆至左膝前上方，拳心朝左，右拳摆至体后，拳心朝后。重复前面动作，唯左右相反。

动作要点：用身体自然下压，膝髁关节放松，全脚掌着地，使震动传到髋部。重心转移时，腰部两侧交替压紧放松。

功效：熊晃能起到锻炼中焦内脏和肩部、髋关节的作用。

熊戏结束，左脚上步，开步站立，同时两手自然垂于体侧。两掌向身体侧前方举起，与胸同高，掌心向上，目视前方。屈肘，两掌内合下按，自然垂于体侧，目视前方。

3. 疗程要求

每天2次，36天为1个疗程。

【不良反应和处理】

过度拉伸导致腰肌损伤时，应立即停止练习，稳定练习者情绪，嘱练习者全身放松，均匀呼吸，针对患处轻轻按摩，热毛巾外敷以缓解症状。

【效果评价指标】

1. 腰部柔韧性。

2. 换气量。

六、湿热体质功法：调理脾胃须单举

【概述】

调理脾胃须单举是八段锦的第三式，具有宽胸理气、清热祛湿的功效。

八段锦形成于 12 世纪，是优秀的中国传统保健功法，后在历代流传中形成许多练法和风格各具特色的流派，因其动作舒展柔顺，优美如锦缎，又因为其功法共为八段，每段一个动作，故名为"八段锦"。"八段锦"整套动作柔和连绵，滑利流畅，有松有紧，动静相兼，气机流畅，骨正筋柔。

调理脾胃须单举主要作用于中焦，肢体伸展宜柔、宜缓。本式动作两手交替上举和下按，上下对拔拉长，使两侧的内脏和肌肉受到协调性的牵引，特别是使肝、胆、脾、胃等脏腑受到牵拉，从而促进胃肠蠕动，增强消化功能，发挥宽胸理气、清热祛湿的功效。长期坚持练习，对上述脏腑疾病有防治作用。熟练后亦可配合呼吸，上举时吸气，下落时呼气。

【适应证】

湿热体质患者。湿热体质是由于嗜烟酒、常熬夜、滋补不当、肝郁气滞及环境因素等导致，以肢体沉重、面垢油光而多有痤疮粉刺、舌苔黄腻、脉数等为主要特征的一种体质状态。

【禁忌证】

1.急进性高血压、重症高血压或高血压危象者。

2.有严重心脑血管疾病、感染性疾病、出血性疾病者，极度疲劳或虚弱者。

【操作方法】

1. 设施设备要求

集体练习时场地面积应保证人员之间相对宽松，做动作时不会发生相互碰撞。室外需在地面平整的空场地，必要时配备扩音器材。室内需保持空气通畅，可安置一面镜子，纠正自身的动作。练习者应着宽松的运动服。

2. 技术组成

双手重叠掌朝天，右上左下臂捧圆，右掌旋臂托天去，左掌翻转至脾关，双掌均沿胃经走，换臂托按一循环，呼尽吸足勿用力，收式双掌回丹田。

3. 操作流程

动作一：右手自身前成竖掌向上高举，继而翻掌上撑，指尖向左，同时左掌心向下按，指尖朝前。

动作二：右手俯掌在身前下落，同时引气血下行，全身随之放松，恢复自然站立。

动作三、动作四的动作与动作一、动作二基本相同，唯左右相反。如此左右手交替上举各 4 ～ 8 次（图 4-7）。

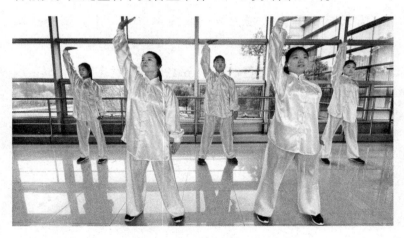

图 4-7　调理脾胃须单举

动作要点：单臂上举和下按时，要力达掌根，舒胸展体，拔长腰脊，要有撑天拄地之势。

4. 疗程要求

每天 2 次，36 天为 1 个疗程。

【不良反应和处理】

久站导致双下肢乏力、头晕时，应立即停止练习。过度拉伸导致腰肌损伤时，应立即停止练习，针对损伤处轻轻按摩，热毛巾外敷以缓解症状。若症状未见缓解，及时就医治疗。

【效果评价指标】

显效：主诉症状完全消失或缓解 70% 以上，精神状态良好。

有效：主诉症状缓解 30% ～ 69%，精神状态明显好转。

无效：主诉症状缓解 30% 以下，精神状态同练习前。

七、血瘀体质功法：背后七颠法

【概述】

背后七颠法参考中医气功八段锦，将胸式呼吸与吐纳、功法结合，锻炼呼吸，使气机升降出入流畅，增强心肺功能。

在生理上，心与肺的关系主要体现在气血之间的相互依存。中医认为肺主气，心主血脉，气为血之帅，血为气之母，气行则血行。在练习此功法时，主要是扩张胸部，动作涉及手、两臂和胸腔内的心、肺，通过呼吸扩胸，可以锻炼胸肋部及肩部肌肉，加强呼吸和血液循环，提高肺活量，可促使胸中宗气生成，助心行血，以达补肺益气、活血化瘀之效。

背后七颠法已经在多家医院进行广泛推广，并且运用于临床医疗工作中，做了大量的临床医学观察，有较深厚的应用基础和技术实力，对乏力、气短等症状均有较好的疗效。

【适应证】

各种年龄阶段的健康人、亚健康人群及血瘀体质患者，尤其适用于老年血瘀体质患者。血瘀体质是指体内有血液运行不畅的潜在倾向或瘀血内阻的病理基础，并表现出外在征象的体质。其体质特征为面色偏暗，嘴唇颜色偏暗，舌下静脉瘀紫，皮肤比较粗糙，有时会出现皮肤瘀青，眼睛中容易出现很多红丝，牙龈容易出血，容易烦躁、健忘，性情急躁。

【禁忌证】

1. 伴有严重的抑郁症或其他精神疾病，以及严重的心、脑、肝、肺、肾、血液疾病或其他影响其生存的严重疾病者。
2. 急进性高血压、重症高血压或高血压危象者。

【操作方法】

1. 设施设备要求

集体练习时场地面积应保证人员之间相对宽松，做动作时不会发生相互碰撞。室外需在地面平整的空场地，必要时配备扩音器材。室内需保持空气通畅，可安置一面镜子，纠正自身的动作。练习者应着宽松的运动服。

2.技术组成

两手紧贴腰，足跟并拢起，全身提举势，足跟轻复原，呼吸随着和。

3.操作流程

动作要点：直立，并足，两掌紧贴腰臀部，两膝伸直，足跟并拢提起，离地数寸，同时昂首，做全身提举势，然后足跟轻轻着地复原，如此反复进行。若配合呼吸，则足跟提起时深吸气，足跟着地时慢呼气（图4-8）。

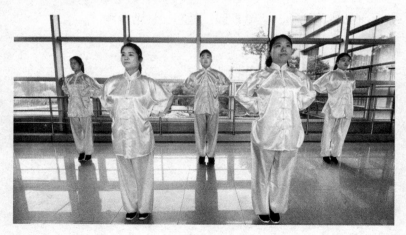

图4-8 背后七颠法

4. 疗程要求

每天 2 次，3 个月为 1 个疗程。

【不良反应和处理】

久站活动导致双下肢乏力、头晕时，应立即停止练习，稳定练习者情绪，嘱练习者全身放松，均匀呼吸，有意识地减慢呼吸频率或屏气，以减少二氧化碳的呼出，改善碱中毒，缓解症状。

【效果评价指标】

1. 肺活量测试。
2. 中医体质辨识。

八、特禀体质功法：穴位指揉法

【概述】

穴位指揉法参考中医推拿学，是以手指在治疗穴位带动受术者皮肤一起做轻柔缓和的回旋动作，使皮下组织层之间产生内摩擦的手法。其通过刺激穴位，疏通经络，使气机升降、出入顺畅，以扶正祛邪。

穴位指揉法主要涉及的穴位有迎香、足三里、肾俞等穴。

迎香　位于人体的面部，在鼻翼外缘中点旁的鼻唇沟中，是手阳明大肠经上的一个腧穴，是手阳明大肠经和足阳明胃经的交会穴，位于鼻旁，脉气直通鼻窍，通经活络、通利鼻窍之作用甚强，可提高抗过敏能力。因此，按揉迎香穴可以疏通经脉，使气机通畅，从而缓解过敏性鼻炎引起的各种症状。

足三里 位于外膝眼下 3 寸，胫骨外侧约一横指处，是足阳明胃经上的一个重要腧穴，有调节机体免疫力、调理脾胃、补中益气、通经活络、疏风化湿、扶正祛邪的作用。因此，按揉足三里穴可以补益胃气，使胃气升发到达头面部，从而营养头面部的经络，开通鼻窍，可以有效缓解过敏性鼻炎的症状。

肾俞 位于第 2 腰椎棘突下，后正中线旁开 1.5 寸处，是足太阳膀胱经上的一个腧穴。肾主纳气，肾气虚则其纳气功能就会受限，从而会影响呼吸功能，双掌摩擦生热后，将掌心贴于肾俞穴，并用双手拇指点按肾俞穴（以感觉胀痛为宜），可温肾助阳，有助于肾气的恢复，增强抗病能力。

【适应证】

特禀体质患者。特禀体质是由于先天禀赋不足和禀赋遗传等因素造成的一种特殊体质。其体质特征为平时容易对药物、食物、气味、花粉等过敏，常见病有荨麻疹、过敏性紫癜、过敏性哮喘等。

【禁忌证】

在迎香穴、足三里穴、肾俞穴及周围皮肤有破损的情况下禁止按揉。

【操作方法】

1. 技术组成

双手慢搓热，指面摸迎香，三里常按揉，掌心贴肾俞。

2. 操作流程

动作要点：静息坐位或立位，心平气和，自然放松，用食指依次按揉鼻翼旁迎香穴、双侧足三里穴，每个穴位重复 20 次。双手掌慢慢搓热，将掌心贴于肾俞穴，并用双手拇指点按肾俞穴，重复 7 次（图 4-9）。

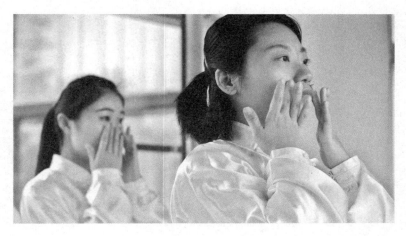

图 4-9　穴位指揉法

3. 疗程要求

平稳期每天 2 次，3 个月为 1 个疗程。急性期，可每天多次（＞3次）揉按。

【不良反应和处理】

若按揉部位疼痛明显，应减小按压力度，减缓揉按速度。若按揉部位出现皮肤破损，应立即停止。

【效果评价指标】

显效：主诉症状完全消失或缓解 70% 以上，过敏明显好转，过敏次数减少。

有效：主诉症状缓解 30% ～ 69%，过敏较前缓解。

无效：主诉症状缓解 30% 以下，过敏状态同练习前。

第五章 摩腹健脾功

扫码看视频

【概述】

摩腹健脾功是通过摩腹法和穴位按揉相结合，以通和上下、健脾理气利湿、调理脾胃失常的一种功法。

中医学认为，脾胃是后天之本。《厘正按摩要术》中将腹部比喻为"五脏六腑之宫城，阴阳气血之发源"。生理上，五脏六腑、四肢的营养，均依靠胃所受纳的水谷精微来供养。"脾胃在腹部中焦，脾宜升则健，胃宜降则和"，脾胃是人体气机升降的枢纽，只有升清降浊，气化才能正常。晋代医家葛洪强调"若要衍生，肠胃要清"的理论，清代医家陈飞霞在陈述腹部与长寿的关系中说："腹者水谷之海，水谷盈也，主寿。"摩腹健脾功可使胃肠及腹部的肌肉强健，促进血液及淋巴液的循环，增加肠蠕动和消化液分泌，改善消化功能，从而达到通和上下、分理阴阳、去旧生新、充实五脏、调节脾胃、驱外感之诸邪、清内生之百病的目的。

摩腹健脾功已在多家社区医院进行推广，并且运用于临床医疗工作中，做了一定的临床医学观察，有较深厚的应用基础和技术实力，对消化系统疾病有较好的疗效。

【适应证】

便秘、泄泻、胃痞、胃痛患者及其他脾胃功能失常的人群。

【禁忌证】

凡患有腹部皮肤化脓性感染、腹部肿块、腹腔内感染、胃肠穿孔、内脏出血、阑尾炎或腹膜炎等急腹症、腹内有恶性肿瘤者及妊娠期妇女绝对禁止练习。

【操作方法】

1. 设施设备要求

室内避风，练习者应着宽松的运动服。

2. 操作流程

摩腹健脾功可自行操作，也可由他人来完成整个流程，以下为医者操作流程示例。

（1）受术者取仰卧位，暴露腹部，天冷则以毛巾覆盖，施术者用左手或右手食指、中指及无名指按揉中脘穴（任脉腧穴，位于胸骨下端和肚脐连接线中点），顺时针按揉 21 圈（图 5-1）。

（2）施术者左手或右手食指、中指及无名指从受术者剑突下心窝处向下按揉至耻骨处 21 次。

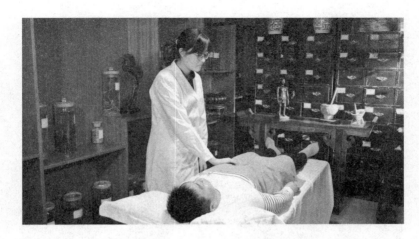

图 5-1　腹部穴位按揉

（3）受术者腹部放松，施术者两手摩擦生热，以右手掌面贴于受术者腹部，左手按压于右手上，顺时针摩动，手法由轻至重，由慢至快，再由快至慢，由重至轻，受术者自觉腹部有热感或肠鸣音为宜。每分钟40圈，顺时针及逆时针各100圈（图5-2）。

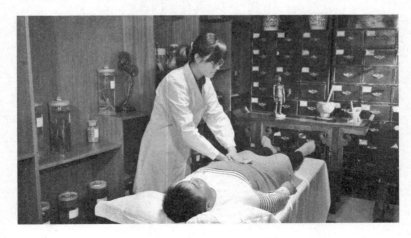

图 5-2　摩腹

（4）以脐为中心，用右手从左顺时针绕摩脐腹 21 圈；以脐为中心，从右逆时针绕摩脐腹 21 圈。

（5）按摩结束后，取坐位，两手握拳置于两膝上，两足十趾稍内曲，将上半身由左顺时针缓慢摇转向右后，再由右后逆时针缓慢摇转向左后，反复摇转 21 次，收功（图 5-3、图 5-4）。

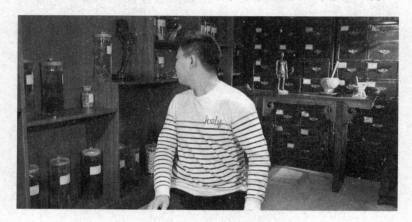

图 5-3　摇转（1）

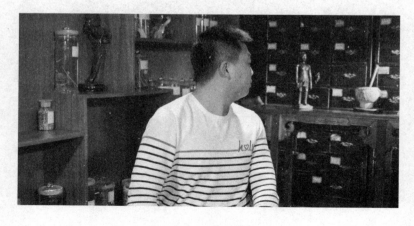

图 5-4　摇转（2）

3. 疗程要求

每天 1 ～ 2 次，30 天为 1 个疗程。

【注意事项】

1. 练功时要求解开衣裤，以直接按摩为宜。

2. 摩腹时，动作宜和缓均匀，自然呼吸；摇转上身切不可过快、过急，切忌闭气着力。以练习后自觉轻松舒适为度。

3. 一般选择在起床前和入睡前练习，不宜在过饱或过饥的状态下练习。

4. 练习前应排空小便，集中精力于腹部。

【不良反应和处理】

练习期间会促进肠蠕动，可能会出现肠鸣音、排气、嗳气、腹中温热或易饥饿等正常效应，无需特别处理。

【效果评价指标】

排便次数，症状疗效评价。

第六章　老年颐养功

扫码看视频

【概述】

老年颐养功是上海中医药大学附属曙光医院六病区护理团队根据老年人的特点，参考八段锦及太极拳，自创的一套适用于老年人的独立而完整的健身功法。颐养之词取自颐养天年之义，意在保养年寿。老年颐养功通过内调脏腑气机，外修通达筋骨，以内外兼修的运动形式，调和阴阳、调畅气机通行全身，以达到行气活血、协调五脏六腑之功能，从而使老年人强健体魄、健身祛病、延年益寿。

老年颐养功通过全身关节及肌肉的伸展运动，配合呼吸节律的变化，促进体内气血循环，增强心肺功能。老年颐养功肢体与体位的转变犹如行云流水，招式变化之间，时而平缓柔和，时而刚强有力，动作张弛有度，刚柔并济。自头到足，乃至全身关节、肌肉，无一处不动，而且动作均符合其生理功能要求，横膈运动可使胸腔及腹腔内压力改变而影响五脏六腑的生理功能，并且加速血液循环。采用逆腹式呼吸，同时配合提肛呼吸。吸气时提肛、收腹、膈肌上升，呼气时膈肌下降、松腹、松肛。呼吸吐纳要与动作导引相互配合，起吸落呼，开吸合呼，蓄吸发呼，在每一段主体动作的松紧与动静变化的交替处，可适当屏气。通过呼吸吐纳的深浅变换，使胸腔吸氧量增加，排出的二氧化碳量增多，促进肺的换气功能，有利于氧气和二氧化碳的交换。

老年颐养功动作柔和，速度较慢，简单易学，体式古朴优雅。在上海中医药大学附属曙光医院六病区老年科患者的临床推广中广受好评。在临床应用过程中，做了大量的临床医学观察，有较深厚的应用基础和技术实力。

老年颐养功以静入动、由动至静、动静皆宜，气、力的协调统一，动作沉稳，张弛有度，刚柔并济，劲力浑厚，神意悠然，具有通经活络、柔筋健骨、养气壮力、和畅气血、驱外感之诸邪、消内生之百病、强身健体、延年益寿的功效，配以古调《云水禅心》更能达到调节神经系统、舒缓情志的功效。

【适应证】

老年颐养功可用于缓解疲劳、减轻筋骨酸痛，以及调节心血管系统、消化系统、呼吸系统及运动器官，适用于健康及处于亚健康的老年人群。

【禁忌证】

1. 肢体关节活动障碍者。
2. 各种急性病发作期患者，以及慢性病急性发作期患者。
3. 空腹状态及过饱者。
4. 情志不畅、心神不宁、无法集中注意力者。

【操作方法】

1. 设施设备要求

练习地点应选在较为空旷的场地，面积应保证人员之间相对宽松，做动作时不会发生相互碰撞，必要时可配备扩音器材播放配乐。室外以白天自然光线充沛，并且紧邻绿化的户外场地较佳，如公园草坪等，适宜锻炼者吸收新鲜氧气，排出肺中浊气。室内需在空气流通，温度、湿度适宜的场地。练习者应着宽松的运动服。

2. 操作流程

预备式：双手作揖定气神（图 6-1 ～图 6-3）

站立体位，两脚平行，与肩同宽，头正项直，百会朝天，

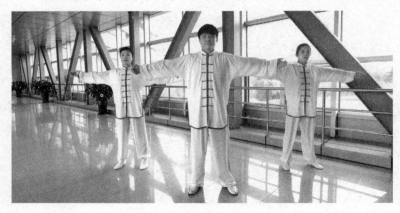

图 6-1　双手作揖定气神（1）

目视前方，口齿轻合，内收小腹。双臂两侧平肩伸展（吸气）。
两臂向前拉伸，双手掌心向内交叠，左掌在外，右掌在内，如
同作揖状（呼气）。

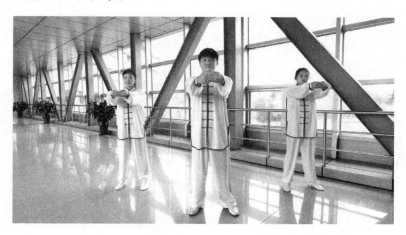

图 6-2 双手作揖定气神（2）

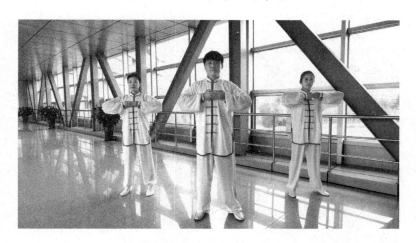

图 6-3 双手作揖定气神（3）

动作要点：预备式要使全身肌肉筋骨放松，凝神调息定气，意念集中在动作部位，排除杂念。要求神与形合，气寓其中，为后面强调呼吸与动作的协调配合奠定基础。

《黄帝内经》载"恬淡虚无，真气从之，精神内守，病安从来"。预备式能使人端正身形、放松入静、静养元气、宁神调息、祛除杂念，达到心平气和、豁达乐观的状态，从而达到改善心理健康的目的。

第一式：宁神捧月调三焦（图6-4～图6-9）

站立体位，两脚平行，与肩同宽，双手掌心朝上交叠于中焦膈肌位置（吸气）。双臂两侧平肩伸展至上焦位置，掌心朝外翻转指尖朝上（呼气）。双臂向上伸展举至头顶（吸气），右掌交叠于左掌上向下按压头顶百会穴（呼气）。手背相对高举至头顶（吸气），双臂自头顶由身体两侧打开，伸展至肩齐平

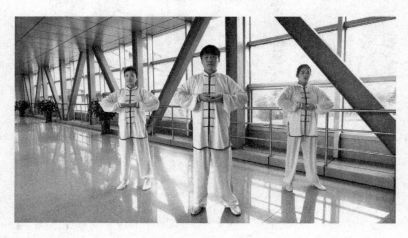

图6-4　宁神捧月调三焦（1）

时掌心朝下（呼气）。弯腰双手掌心朝上，右手在上，左手在下，交叠于踝关节处（吸气）。起身双手拉伸向上交叠回到中焦膈肌位置（呼气）。翻转双手掌心朝下（吸气），气沉丹田，向下按压至下焦位置（呼气）。

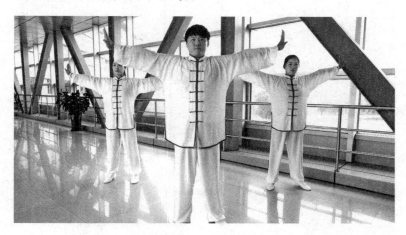

图 6-5　宁神捧月调三焦（2）

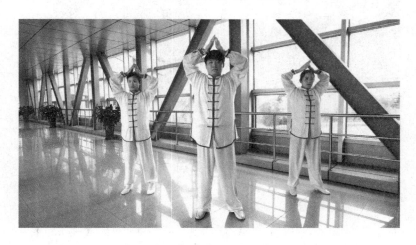

图 6-6　宁神捧月调三焦（3）

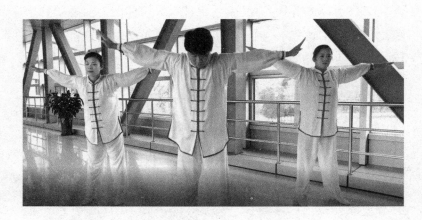

图 6-7　宁神捧月调三焦（4）

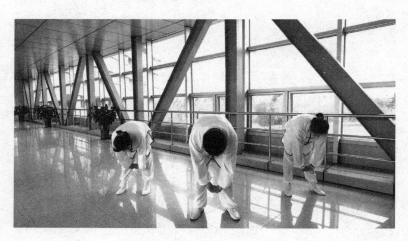

图 6-8　宁神捧月调三焦（5）

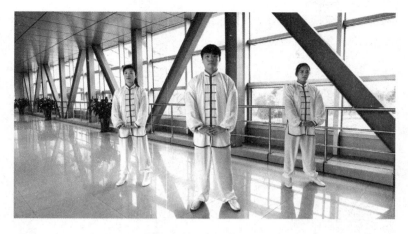

图 6-9　宁神捧月调三焦（6）

　　动作要点：本式动作是全身的伸展活动，又伴随深呼吸，所以对内脏有调理作用。舒展时在上焦、中焦、下焦的位置都必须有缓慢的停顿，将全身的气机调理至三焦时更加充分舒畅。

　　百会穴定位：前发际正中上 5 寸，当两耳尖连线直上，头顶正中。

　　三焦分为上焦心肺、中焦脾胃、下焦肝肾，是人体元气与水液输布的通道，覆盖五脏六腑。本式上托下落、对拉拔伸等动作，有利于元气水液上下布散，发挥滋润濡养作用。由于本式动作是全身的伸展活动，又伴随深呼吸，所以对内脏有调理作用。

第二式：抬腿开弓似射雕（图 6-10 ～图 6-12）

　　左腿向左横跨一步，抬右腿弯曲至左膝足三里穴上，左膝微屈下蹲（吸气）。左手自体侧伸直，左掌心朝外，右手握空心拳做拉弓状。头左转目视左手向左射大雕（呼气）。头转向右侧，右腿向右横跨一步，抬左腿弯曲至右膝足三里穴上，右膝微屈下蹲（吸气）。右手自体侧伸直，右掌心朝外，左手握空心拳做拉弓状。头右转目视右手向右射大雕（呼气）。向右向左拉弓是一组，同理再重复一遍，做两组。

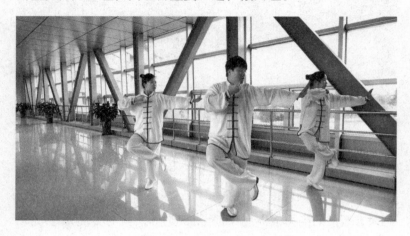

图 6-10　抬腿开弓似射雕（1）

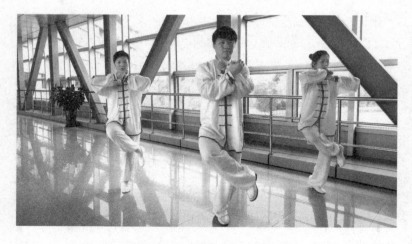

图 6-11　抬腿开弓似射雕（2）

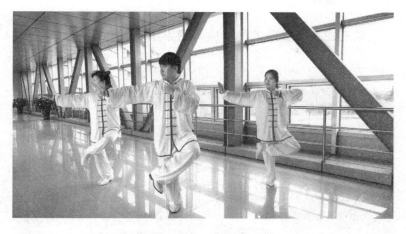

图 6-12　抬腿开弓似射雕（3）

动作要点：抬腿屈膝时要注意变换体位宜慢，单腿膝盖微屈下蹲时要注意把重心向下移，掌握平衡感。膝关节有旧疾或既往外伤的可减小屈膝幅度或者选择不屈膝下蹲。练习时，可由一开始小幅度屈膝微蹲慢慢加大练习幅度。齐肩开弓拉满后保持拉伸姿势略停 2 秒钟，使气血运行充分灌注于体内。

足三里穴定位：在小腿外侧，犊鼻下 3 寸，犊鼻与解溪连线上。

本式动作的重点在胸部，在上焦。本式动作可影响两手、两臂和胸腔内的心肺，通过扩胸伸臂可以增强胸肋部和肩臂部肌肉，加强血液循环，有助于进一步纠正姿势不正确所造成的病态。左右开弓，有利于抒发胸气，消除胸闷，并能疏理肝气，治疗胁痛，同时调节平衡能力。

第三式：躬腰理脾排湿浊（图 6-13 ～图 6-15）

站立体位，两脚平行，左脚向左跨一步，与肩同宽，两手臂在前，两手掌交叉，两拇指互按压两手合谷穴，四指并拢，

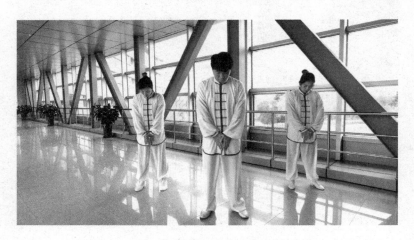

图 6-13　躬腰理脾排湿浊（1）

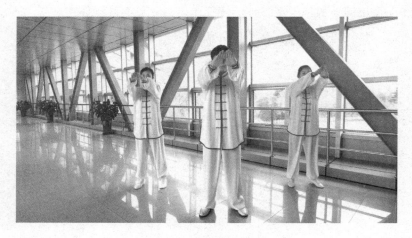

图 6-14　躬腰理脾排湿浊（2）

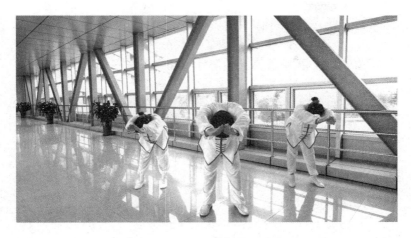

图 6-15　躬腰理脾排湿浊（3）

掌心向内（吸气）。两臂手掌由下焦位置抬起经中焦（呼气），往上经上焦拉伸至齐眉（吸气）。翻转掌心向外，双手前伸向外推出（呼气）。躬背向下弯腰两次（呼吸交替两次）。双臂平展于身体两侧再还原至自然下垂。右脚向右跨一步，重复以上动作一次，唯左右相反。

动作要点：本式动作相对较容易，但是呼吸运动节律变化较前两式要快。在专注于气息变化的同时不要在肢体动作上停留过长，以免影响排湿除浊的效果。同时，要注重动作的连贯性。

合谷穴定位：手背第 1、2 掌骨间，当第 2 掌骨桡侧的中点处。

本式动作是手上举和手下按，上下用力对拉，使两侧脏腑和肌肉进一步受到牵引，特别是使肝、胆、脾、胃受到牵拉，使胃肠蠕动和消化功能得到增强，久练有助于防治胃肠病。符合"脾主升清，胃主降浊"的原理，本式能够牵拉腹腔，对脾、胃、肝、胆起到很好的按摩作用，可增强消化吸收功能。

第四式：展翅双飞通督脉（图6-16～图6-18）

左脚向左前方45°跨一步（吸气），双手交叉向前伸展（吸气），身体前倾，双手腕掌心向内交叠，右手在外，左手腕扣于右手腕内关穴。身体后仰，双臂由外拉伸至胸前（呼气）。身体前倾，双手交叉再推出去（吸气）。身体后仰，双臂由外再次拉回胸前（呼气）。转身向左后侧旋腰舒展上肢。右臂上扬，左臂向下延展（吸气），还原（呼气）。右脚向右前方45°跨一步，重复上述动作1次，唯左右相反。

动作要点：上臂向前伸展时要注意尽量延伸至最大限度，拉动肩关节的肌群。两手腕相扣于内关穴时要注意手腕之间的用力，使穴位有刺激作用产生。有腰部旧疾和外伤史的患者旋腰向后时，要避免旋转幅度较大或者过快，以免引起腰部不适。

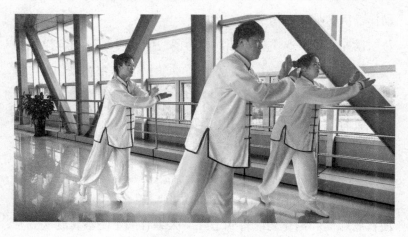

图6-16　展翅双飞通督脉（1）

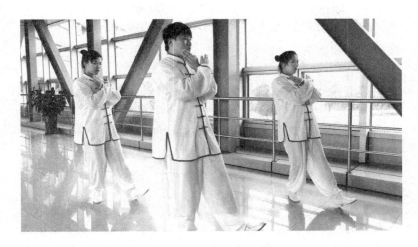

图 6-17 展翅双飞通督脉（2）

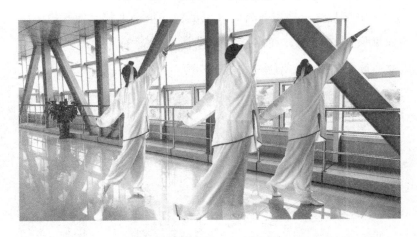

图 6-18 展翅双飞通督脉（3）

内关穴定位：腕掌侧远端横纹上 2 寸，掌长肌腱与桡侧腕屈肌腱之间。

本式动作转头伸展手臂，可调整大脑与脏腑联络的交通要道——颈椎（中医学称为天柱），同时挺胸，刺激胸腺，改善大脑对脏腑的调节能力。头旋转，手下按，打通任督二脉，增强免疫力和体质，消除亚健康。

第五式：冲拳摆臂强体魄（图 6-19 ～图 6-25 ）

双脚开立，马步下蹲，左右手握空心拳放置于双侧腰部。左右连贯用力向前冲拳（收拳吸气，出拳呼气），手臂出拳与肩齐平。向左转身，左脚在前半弓步，左右连贯用力向前冲拳，两手臂从上至下摆拳平行于肩。回正身体后，向右转身，右脚在前半弓步，左右连贯用力向前冲拳，两手臂从上至下摆拳平行于肩。

动作要点：马步下蹲要气息沉稳，重心下移，使气机下沉积聚气力在体内，在出拳时调动体内气力一并而出。力达拳面，旋腕要充分，五指抓握空心拳。

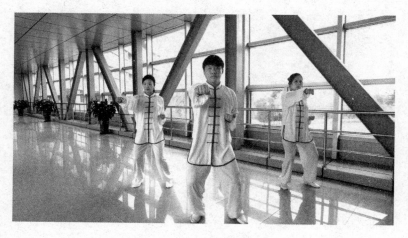

图 6-19　冲拳摆臂强体魄（1）

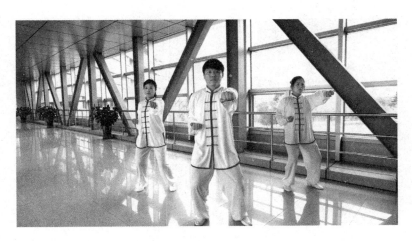

图 6-20　冲拳摆臂强体魄（2）

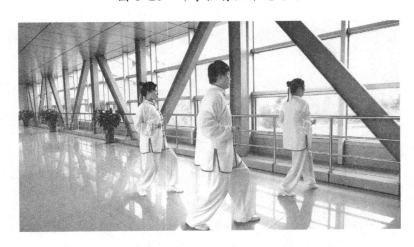

图 6-21　冲拳摆臂强体魄（3）

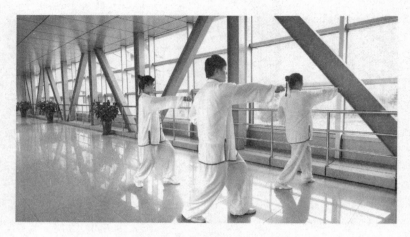

图 6-22　冲拳摆臂强体魄（4）

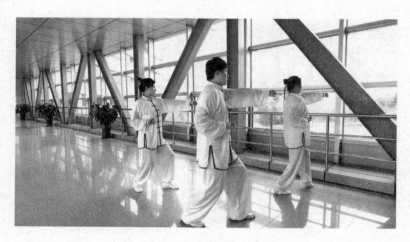

图 6-23　冲拳摆臂强体魄（5）

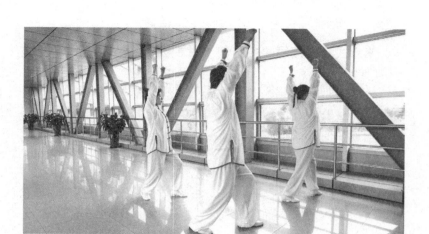

图 6-24 冲拳摆臂强体魄（6）

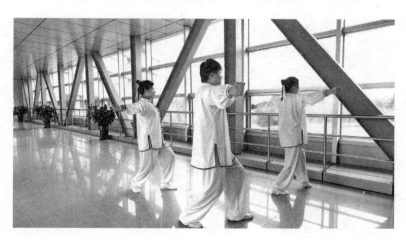

图 6-25 冲拳摆臂强体魄（7）

本式动作可充分活动筋脉，中医学认为肝主筋脉，马步冲拳可刺激肝经，使肝血充盈，肝气正常疏泄，强筋健骨。对于长期静坐、卧床少动而气血多有瘀滞的老年人，尤为适宜。

第六式：前倾屈腿益肾气（图 6-26 ～图 6-33）

双臂向前平举（吸气），向上高举过头顶（呼气）。向下手肘弯曲，双手掌心向下平放于胸前（吸气）。翻转手掌心向上，双手至身体两侧向后按摩后背两条膀胱经（呼气），直至弯腰屈膝按至双脚踝处。再自下而上按至膝关节，顺时针旋转双膝关节两周。起身双臂向上伸展，屈左腿（吸气），双手肘弯曲，双手掌心向内放于胸前（吸气）。左腿向外踢出，双臂向上伸直，左腿收回，双臂由两侧打开拉伸至与肩平行（呼气），还原。屈右腿，双臂向上伸直，由两侧打开拉伸至与肩平行（吸气）。双手肘弯曲，双手掌心向下平放于胸前。右腿向外踢出，双臂向上伸直，右腿收回，双臂由两侧打开拉伸至与肩平行（呼气）。

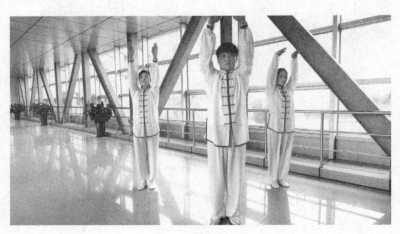

图 6-26　前倾屈腿益肾气（1）

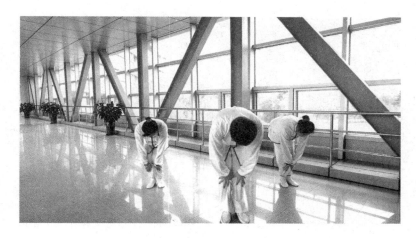

图 6-27　前倾屈腿益肾气（2）

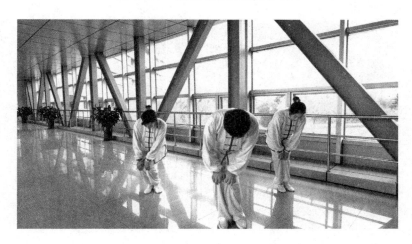

图 6-28　前倾屈腿益肾气（3）

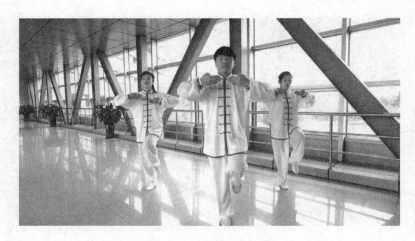

图 6-29　前倾屈腿益肾气（4）

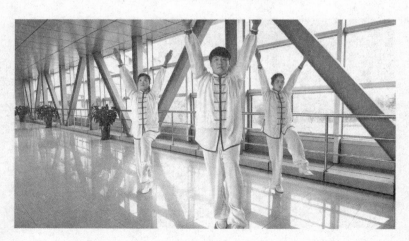

图 6-30　前倾屈腿益肾气（5）

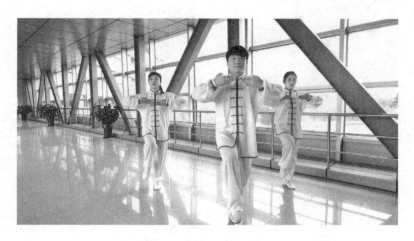

图 6-31　前倾屈腿益肾气（6）

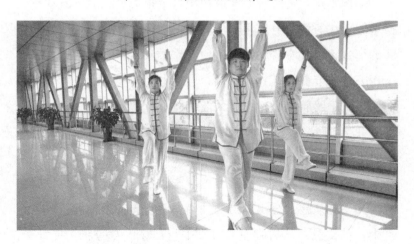

图 6-32　前倾屈腿益肾气（7）

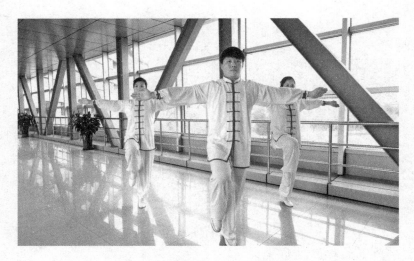

图 6-33　前倾屈腿益肾气（8）

动作要点：上肢舒展要放松至每个指尖。在上下肢动作变换之间要注意配合身体重心的转换，掌握好平衡，处理好动作间的衔接，以腰脊带动四肢，使动作柔和缓慢，圆活连贯，上下相随，节节贯穿。

足太阳膀胱经循行：足太阳膀胱经，起于内眼角，上过额部，交会于头顶，从头顶部向后行至枕骨处，进入颅腔，络脑，回出从项部下行，交会于大椎穴，再沿肩胛内侧，脊柱两旁，到达腰部，进入脊柱两旁的肌肉，深入体腔，络肾，属膀胱。其支脉从腰部分出，沿脊柱两旁下行，穿过臀部，进入腘窝中。其支脉，从肩胛左右分别下行，穿入脊旁肌，夹脊旁，经过髋关节部，从大腿后侧外缘下行至腘窝中。由此向下穿过腓肠肌，出外踝后方，沿第 5 跖骨粗隆部，到小趾外侧。

本式动作前屈后伸、双手按摩腰背下肢，使督脉和足太阳膀胱经等得到充分拉伸，对生殖系统、泌尿系统及腰背部的肌肉都有良性刺激作用。

收式：温润肾俞驱百病（图 6–34、图 6–35）

两足并拢，两腿直立，身体放松，两手臂自然下垂摆在后背，双手掌心按压肾俞穴，两脚跟自然平缓地地做踮脚运动。同时周身放松，气沉丹田。

动作要点：呼吸自然，按压肾俞穴力度适宜。

肾俞穴定位：在腰部，当第 2 腰椎棘突下，后正中线旁开 1.5 寸。

本式动作验证了谚语说的"百步走不如抖一抖"。本式通过拔伸脊柱，下落振身，按摩五脏六腑。下落震荡导致全身抖动，可舒展筋骨，有利于缓解疲劳，使心情愉悦。所以本式有"消百病"的功效。

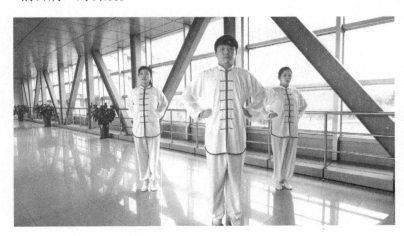

图 6–34　温润肾俞驱百病（1）

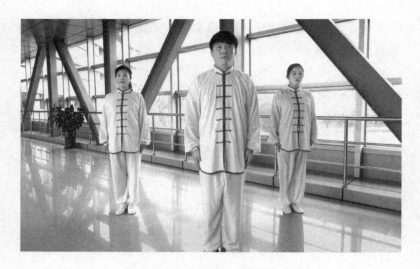

图 6-35 温润肾俞驱百病（2）

3. 疗程要求

每天 2 次，28 天为 1 个疗程。

【不良反应和处理】

1. 练习中如果出现头晕、胸闷、心慌等表现，应立即停止练习，避免出现意外。

2. 因呼吸节律掌握不到位导致呼吸不畅时，应立即停止练习，稳定练习者情绪，嘱练习者全身放松，均匀呼吸，有意识地减慢呼吸频率或屏气，以减少二氧化碳的呼出，改善碱中毒，缓解症状。预备式时采用自然呼吸，就是为了由胸式呼吸逐渐转变为细、匀、深、长的腹式呼吸，从而达到不调而自调的目的。

3.其他症状：练习时既往外伤部位可能产生疼痛、刺痒的感觉，练习后可能产生的出汗、肌肉酸痛、关节麻木、皮肤刺痒和蚁走感、打嗝等现象，这都是练习过程中的正常现象，可适当减少运动量，尽量保持放松入静状态，过一段时间上述现象会自然消失，然后坚持练习即可。

【效果评价指标】

生活质量，心理状态，呼吸频率，血压，体脂率，骨骼肌量，人体平衡能力（闭眼单腿站立时间）。

第七章　六步奶结疏通法

扫码看视频

【概述】

六步奶结疏通法可以干预和治疗积乳症，具有扩张乳管、疏通经络、排除乳栓、消除积乳的功效。积乳症俗称"奶结"，是因乳管不畅、乳汁淤积导致乳房排乳减少，乳房局部出现包块、胀痛，少数伴有全身发热等临床症状的综合征，常见于初产妇女的哺乳期，若不及时疏通极易发展为乳痈。本病属于中医学"乳吹""乳难""妒乳""蒸乳""乳痈前期"等范畴。

六步奶结疏通法根据西医解剖学的乳腺导管分布规律，结合中医经络学说和推拿力学理论，运用捏、推、揉等按摩手法，由表及内直接作用于乳房，起到扩张乳管，疏通经络气血，增强局部循环代谢，排除乳栓，消除积乳，使闭塞的乳腺导管通畅，从而达到"通则不痛"之效。

六步奶结疏通法具有简、便、廉、验的特点，"简"指没有医疗器械设备和场所的严格要求。"便"指没有时间、地点及人员的限制，适宜于所有医疗机构应用，医务人员徒手便可完成。"廉"指医疗成本和治疗费用低廉。"验"指临床一次性治愈率高，能阻断急性乳腺炎的发生。

【适应证】

六步奶结疏通法适用于因乳管不畅、乳汁淤积导致排乳减少、乳房胀痛、局部包块的积乳症患者。

积乳症患者会出现乳汁排出减少，乳房包块或硬结、胀痛，部分可出现全身发热。乳房包块质韧，部分有囊性感、边界清、压痛。乳房局部无红肿，皮温正常，腋下淋巴结无肿大。血常规正常，乳腺彩超可见囊性包块或液性暗区，穿刺可抽出乳汁样液体。

【禁忌证】

1. 乳房有其他良性、恶性实质肿块者。

2. 乳房肿块表面破溃、周围充血水肿、局部张力较高者。

3. 继发细菌感染，形成急性乳腺炎或化脓性感染者。

4. 乳房局部患有皮肤病或皮肤有明显外伤者。

5. 乳腺彩超或肿块穿刺显示局部血肿形成者。

【操作方法】

1. 操作流程

第一步：手法前准备

在明亮、温暖、私密性较好的室内进行。施术者常规洗手，备消毒毛巾 1～2 块，接乳桶 1 只。受术者可取坐位，暴露双乳，双手叉腰。

第二步：疏通出口

施术者左手食指、拇指将受术者乳头固定翻开，右手持毛巾清理其乳头表面的奶渍、奶栓、小白点、脱落的表皮等污垢，彻底清洁乳头，确保乳汁出路通畅。

第三步：提捏乳头

施术者左手食指、拇指分别从上、下、左、右各个方向提捏受术者乳头，一边提捏，一边用右手毛巾清洁乳头，同时检查乳孔是否通畅、奶线是否增多。

第四步：推压乳晕

施术者拇指或食指推压受术者乳晕，缓解乳晕区乳管压迫，使乳孔流量增多、奶线增粗。

第五步：推捋积乳

施术者食指、中指从受术者乳根向乳头方向呈反射状均匀推捋，疏通积乳。

第六步：检查残余

施术者右手检查受术者左乳，左手检查受术者右乳，双手食指、中指、无名指全面检查其双侧乳房，如有残余奶结，酌情再次行手法治疗。

动作要点：施术者要把握指力的大小、方向、节律和频率，手法动作宜轻巧流畅，发力应均匀柔和，力量由轻到重、由外及内。

2.疗程要求

施术时间视病情而定，一般每侧乳房 10 ～ 15 分钟，每天 1 ～ 2 次，连续 5 ～ 7 天为 1 个疗程。

【不良反应和处理】

1.乳房皮肤擦伤

施术时出现局部皮肤瘀痕、疼痛时，应立即停止手法操作，并给予相应处理。

2.乳房血肿形成

施术时出现乳房局部疼痛、触及包块、压痛等乳房血肿表现时，应立即停止手法操作，进行乳腺彩超检查，明确血肿的位置和大小。必要时行血肿抽吸、局部加压包扎及其他对症处理。

【效果评价指标】

治愈：排乳正常，乳房包块和疼痛消失。

显效：排乳基本通畅，乳房包块和疼痛明显缓解。

有效：排乳增多，乳房包块变小、变软，疼痛减轻。

无效：排乳无改善，乳房包块和疼痛无变化。

第八章　项八针技术

扫码看视频

【概述】

项八针是经过多年的临床经验总结，由传统针刺治疗颈椎病发展而来的疗法，具有舒筋通络、活血止痛的功效。项八针通过针刺颈项部 C2、C4、C6 棘突下，后正中线两侧旁开 2 寸的 6 个阿是穴，以及哑门穴、大椎穴，治疗各种类型的颈椎病。

颈椎病的病位在颈部筋骨，病因病机重点为肝肾亏虚、筋骨受损、气血瘀阻，病理性质为正虚邪实或虚实夹杂。中医认为颈椎病的发生，外因责之于外感风寒湿邪，内因责之于肝肾亏虚，若肝失藏血、肾精亏虚，致肝肾亏损、气血瘀滞，筋脉失于濡养，腠理空虚，更易招致风寒湿邪客于筋骨经脉而发病。

项八针通过针刺减轻颈椎退变对血管的机械压迫，降低交感神经兴奋性，增大椎动脉内径和血流速度，从而改善脑干中的网状结构、前庭神经核区和内耳的缺血。同时，也可以改善血流速度，提高血流量，起到缓解局部不适的作用。

上海中医药大学附属曙光医院针灸科自成立起至今已治愈成千上万例颈椎病患者，经过多年的临床经验总结，由运用传

统针刺治疗颈椎病发展成现在的运用项八针治疗颈椎病，效果
显著。

【适应证】

项八针适用于颈型、神经根型、椎动脉型、交感神经型、
脊髓型及混合型颈椎病患者。

【禁忌证】

1. 皮肤有破损或疤痕者。

2. 过于疲劳、精神高度紧张、饥饿者。

3. 有出血性疾病的患者，或常有自发性出血，损伤后不易
止血者。

【操作方法】

1. 消耗品和药品的来源及要求

规格为 0.25mm×40mm 的华佗牌一次性无菌针灸针，艾
绒或艾条，75% 的酒精棉球。所需消耗品和药品均通过医院采
购途径采购。

2. 操作流程

患者坐位或俯卧位，常规消毒后，使用 0.25mm×40mm
规格的华佗牌一次性无菌针灸针，双手进针法进针。先针刺
C2、C4、C6 棘突下双侧旁开 2 寸的阿是穴，均向颈椎方向斜

刺 45°至椎体横突，进针约 0.5～0.8 寸。再针刺哑门穴、大椎穴，进针约 0.5～0.8 寸。进针后均行平补平泻的捻转手法，得气（医者感到针下有徐和或沉紧的感觉，同时患者也出现相应的酸、麻、胀、重等感觉）后，在大椎穴处的针柄上加一段直径 1.5cm、长 1.0cm、重 1.0g 的艾条，距皮肤 3.5cm，点燃艾条下端，让其缓慢燃烧，行温针灸，燃尽 1 段为 1 壮，待针柄凉至微温时再施灸下 1 壮，共灸 3 壮（图 8-1～图 8-5）。

阿是穴：颈项部 C2、C4、C6 棘突下，后正中线两侧各旁开 2 寸，共 6 穴，均向颈椎方向斜刺 45°，进针 0.5～0.8 寸。

哑门穴：位于项部，后发际正中直上 0.5 寸。向下颌方向缓慢刺入 0.5～0.8 寸。

大椎穴：第 7 颈椎棘突下凹陷中，后正中线上。斜刺 0.5～0.8 寸。

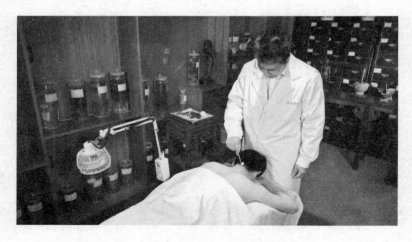

图 8-1　项八针（1）

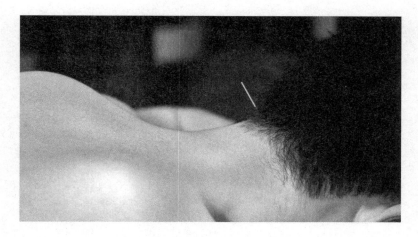

图 8-2　项八针（2）

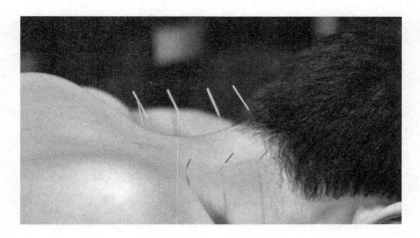

图 8-3　项八针（3）

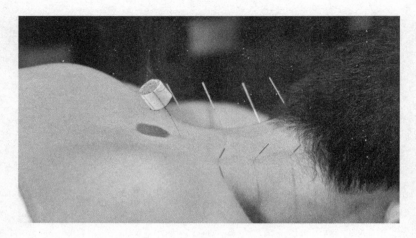

图 8-4　项八针（4）

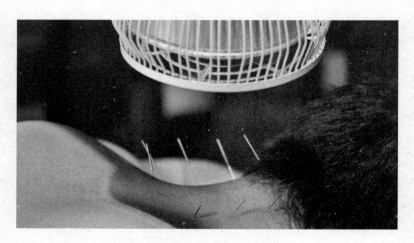

图 8-5　项八针（5）

3. 疗程要求

每次留针 30 分钟,隔天治疗 1 次,每周 3 次,1 周为 1 个疗程,治疗两个疗程,两个疗程间休息两天。

【不良反应和处理】

针刺治疗过程中可能会出现晕针。轻度晕针者应迅速拔去所有的针,将患者扶至空气流通处躺下,让患者抬高双腿,头部放低(不用枕头),静卧片刻,即可慢慢恢复。若患者仍感不适,给予温热开水或热茶饮服。重度晕针者立即去针平卧,若情况紧急,可令其直接卧于地板上。必要时,可配合施行人工呼吸、心脏按压、注射强心剂及针刺水沟穴、涌泉穴等措施。

【效果评价指标】

颈项部不适或疼痛缓解,以及各型颈椎病的其他症状得到缓解。

第九章　絮刺拔罐疗法

扫码看视频

【概述】

絮刺拔罐疗法是上海针灸名家杨永璇根据古代"絮者调也"中的"絮针"法则，独创的七星针叩刺和拔罐相结合的多针浅刺出血的疗法，具有活血化瘀、舒筋通络、调节脏腑功能的功效。本疗法开创性地将七星针轻叩、重刺灵活运用，并与拔火罐相结合，用七星针轻叩加拔罐吸出汁沫稠液，施行补法，或用七星针重刺加拔火罐吸出瘀血凝块，施行泻法，分别起到古法"九针"中"员针"和"锋针"两种不同的治疗作用。

《黄帝内经》载"凡十二经络脉者，皮之部也。是故百病之始生也，必先客于皮毛"。十二皮部与经络、脏腑联系密切，运用七星针（皮肤针）叩刺皮部之后，加以拔罐，可激发和调节脏腑经络的功能，以疏通经络、调和气血，促使机体恢复正常，从而达到防治疾病的目的。

絮刺拔罐疗法的创立者杨永璇将宝贵的临床经验在上海中医药大学附属曙光医院保留下来，在一批又一批曙光杨氏针灸流派传人的薪火传承推广下，絮刺拔罐疗法的疗效在临床上得到了充分的验证。

【适应证】

絮刺拔罐疗法对具有头痛、面瘫、落枕、肩周炎、肩背酸胀、腰背扭伤、腿股疼痛、四肢麻胀、脘腹痞闷诸症的人群，均有显著疗效。

【禁忌证】

1. 局部皮肤有创伤及溃疡者。

2. 有出血性疾病的患者，或常有自发性出血，损伤后不易止血者。

【操作方法】

1. 设施设备要求

七星针（皮肤针），消毒的玻璃罐。

2. 操作流程

（1）循经触诊

在病变部位和有关经脉循行路线上进行触诊检查，若穴位或反映点上有血络、色变，或触及硬结、条索状物，压之疼痛者，为实证；若穴位或反映点上有痒麻酸冷感，或脉陷空者，为虚证。

（2）絮刺拔罐方法

皮肤常规消毒，右手握针柄，以无名指、小指将针柄末端固定于小鱼际处，以拇指、中指夹持针柄，食指置于针柄中段上面，叩刺病变部位。叩刺完毕，即在被叩刺部位拔罐，约15分钟后起罐（图9-1～图9-4）。

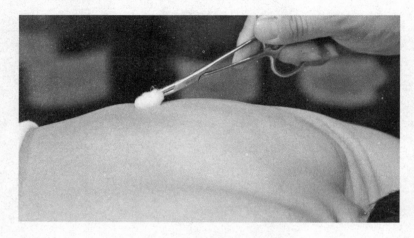

图 9-1　絮刺拔罐疗法（1）

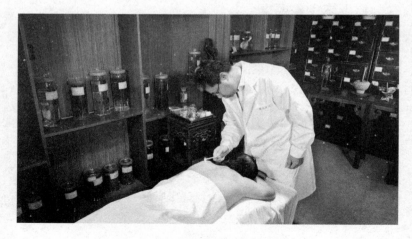

图 9-2　絮刺拔罐疗法（2）

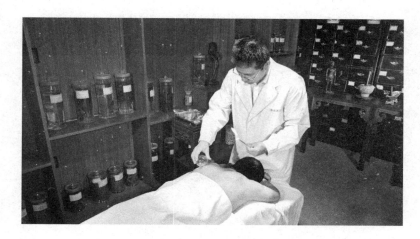

图 9-3　絮刺拔罐疗法（3）

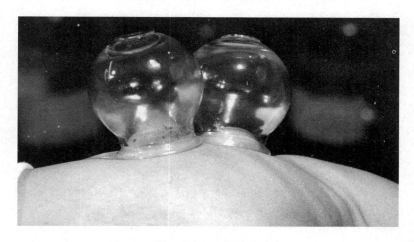

图 9-4　絮刺拔罐疗法（4）

3. 刺激强度

（1）实证　用七星针重刺出血，每点叩刺 100～120 次，再加拔罐 15 分钟，吸出瘀血凝块，起到"锋针"泻热出血的作用。

（2）虚证　用七星针轻叩不出血，每点叩刺 60 ～ 80 次，再拔火罐 15 分钟，吸出汁沫稠液，起到"员针"揩摩分间、无伤肉分、以泻其气的作用。

4. 疗程要求

每次留罐 5 ～ 10 分钟，每周两次，两周为 1 个疗程，治疗两个疗程，两个疗程间休息两天。

【不良反应和处理】

治疗过程中若出现晕厥，应停止扣刺或去除玻璃罐，将患者扶至空气流通处躺下，让患者抬高双腿，头部放低（不用枕头），静卧片刻，即可慢慢恢复。

【效果评价指标】

患者相应症状缓解或者消除。

第十章　药棒叩击综合疗法

扫码看视频

【概述】

药棒叩击综合疗法集针灸、药棒、理疗于一体，是在经络理论的指导下，用特制的木棒蘸上中药药液，在人体适当穴位、经筋上叩击，以促进气血循行的一种综合治疗方法，具有操作简便、见效快、疗程短等优点，可促进气血循行，通利痹阻经脉。

药棒疗叩击综合疗法在我国具有悠久的历史，清代医家吴谦在《医宗金鉴》中记载的振挺疗法即为药棒叩击综合疗法，"振"即叩击之意，"挺"就是木棒。

药棒叩击综合疗法可使经脉气血通畅，皮肤浮络充血，腠理扩充，邪去正存，痼疾自愈。其作用主要在于以下两个方面。

1. 以温达通

药棒叩击综合疗法选用的药物以温通胜湿药物为主，以通络窜行之酒浸成药液，再用独特的叩击手法，来刺激局部的经穴，使经脉血流加快，使局部的浮络充血，腠理扩充，从而使痹阻之经脉得以畅通，不仁之腠理得以濡润，拘急之经筋得以柔润，达到温通祛邪的目的。

2. 通则不痛

散瘀以通利，是药棒叩击治疗的理论根据。因为经脉痹阻，势必会引起局部脉络的瘀结，所以病变部位一经药棒叩击，在药和棒的作用下，大多会出现青紫、乌褐等血疹样斑块，这些疹块出现的多少，也可说明病情的轻重。每当叩击出现紫黑色的斑块后，原有的痛胀及沉重的感觉会随之减轻。经多次治疗后，若局部症状消失或好转，出现的斑块也会逐渐减少，甚至全无，这正是邪去病除的指征。诚如《医宗金鉴》所载"盖受伤之处，气血凝结，疼痛肿硬，用此挺微微振击其上下四旁，使气血流通，得以四散，则疼痛渐减，肿硬渐消也"。

药棒叩击患处穴位可以抑制组织分泌致痛物质，促进周围炎性水肿吸收，提高肌肉的兴奋性，增加局部营养。场效应理疗通过温热刺激，促进局部血液循环，改善局部新陈代谢和营养状态，有利于改善局部炎症、充血、水肿。同时，配合使用由川乌、草乌、乳香、没药、细辛等10味中药制成的药液，进一步加强补肝肾、散寒行湿、温经通络、舒筋止痛、活血化瘀，改善微循环，消除神经水肿及肌痉挛等的作用。

【适应证】

适用于紧张型头痛、腰椎间盘突出症、中风偏瘫等经筋疾病患者。

【禁忌证】

1. 合并严重的心、肝、肾、造血系统等疾病者。

2. 精神病患者。

3. 孕妇。

4. 符合腰椎间盘突出症诊断标准，但有强烈手术指征者。如出现鞍区麻木、排尿排便障碍等马尾神经损害症状者，或出现下肢肌力进行性减弱等运动功能损害症状者，或 CT、MRI 示突出物占据椎管 1/3 以上者。

【操作方法】

1. 设施设备要求

（1）药棒：选用硬杂木制成的长 40cm、直径 2cm 的圆柱形木棒，表面刨光，一端制成扁圆锥形用于接触叩击部位。将制成的木棒在配制好的药液中浸泡 24 小时后即可使用。

（2）场效应仪器：型号 YF–T02B，天水市福音医疗电器厂制造。

（3）诊疗室要有通风系统，室温控制在 28℃以上，须配置治疗床及治疗椅，患者根据治疗需求选择床或椅子，暴露患处，接受治疗。

2. 药品的来源和要求

药液由川乌、草乌、乳香、没药、细辛等 10 味中药用白酒浸泡1个月制成。所需中药和白酒均通过医院采购途径采购。

3. 操作流程

（1）针灸（图10-1～图10-3）

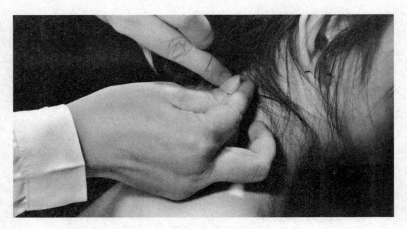

图10-1　针灸（1）

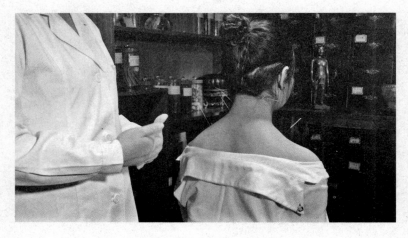

图10-2　针灸（2）

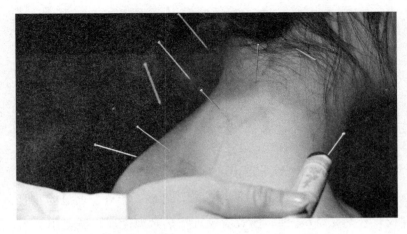

图 10-3　针灸（3）

根据具体疾病，采用循经与局部相结合的方法取穴，采取直刺法，使得气，艾条悬灸后起针。

（2）药棒叩击（图 10-4）

针灸后，在患处喷涂药液，进行药棒叩击。医者右手持

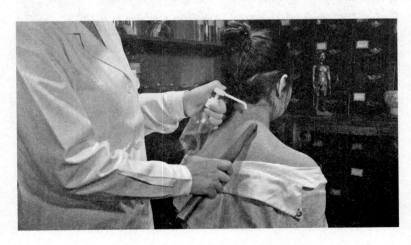

图 10-4　药棒叩击

棒，以腕力对准治疗部位进行叩击，叩击频率约 120 次 / 分，叩击力量以患者局部肌肉放松状态下能耐受为度。每一部位叩击 10 ～ 15 分钟，使局部皮肤潮红或患者感觉局部发热为度，从而使气血流通，药达病所。叩击时，以痛点为腧，从点到面，从轻到重。避免叩击力量过大、时间过长而导致局部大片的皮下出血。

（3）场效应理疗（图 10-5）

药棒叩击后，取药液浸过的药棉外敷于患处，通过场效应仪理疗热敷 20 分钟。场效应仪理疗热敷温度以皮肤能耐受为度，不能耐受时温度由高调低或关闭。温度感觉障碍者避免使用。

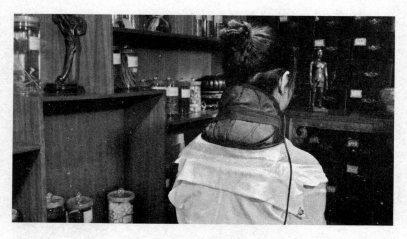

图 10-5　场效应理疗

4. 疗程要求

每周治疗 3 次（周一、周三、周五），10 次为 1 个疗程。

【不良反应和处理】

1.药棒叩击导致皮下出血时，先予冷敷止血，再予热敷消散瘀血，并停止药棒叩击治疗。

2.场效应仪导致灼伤时，应予治疗烫伤的药物，并防止水疱溃破感染，水疱未愈时局部暂停治疗。

3.局部皮肤药液过敏者，可口服抗过敏药物，并避免接触药液或酒精。

【效果评价指标】

1.治疗紧张型头痛的效果评价指标

（1）头痛程度。

（2）头痛持续时间。

（3）头痛发作次数。

（4）颅周肌肉压痛。

2.治疗腰椎间盘突出症的效果评价标准

痊愈：腰腿疼痛、胀麻等症状消失，直腿抬高试验达 70°以上，恢复正常工作未见复发。

显效：腰腿疼痛、胀麻等症状基本消失，直腿抬高试验达 60°以上，劳累后感觉腰腿疼痛、胀麻，活动不利，但能坚持工作。

有效：腰腿疼痛、胀麻等症状部分消失，直腿抬高试验达

45°以上，劳累后感觉腰腿疼痛加重，经休息后仍不能工作。

无效：症状及体征无变化。

3. 治疗中风偏瘫的效果评价指标

（1）中风病诊断与疗效评定标准量表评分。

（2）美国国立卫生研究院卒中量表（National Institute of Health stroke scale，NIHSS）评分。

（3）Barthel 指数及分级。

第十一章 耳穴贴压防治便秘技术

扫码看视频

【概述】

耳穴贴压防治便秘是通过耳穴贴压刺激神经，以提高自主神经反射与副交感神经兴奋性，从而增强肠蠕动和便意刺激的一种中医外治法，具有平衡阴阳、调理脏腑、疏通经络、通利二便、扶正祛邪的功效。

中医经络学说认为，肾在窍为耳及二阴，其经脉也多会聚于耳，正如《黄帝内经》所载"耳者，宗脉之所聚也"。所以，通过刺激耳穴可以起到疏通经脉、调节气血的作用。中医藏象学说认为，耳郭是体表的一部分，体内脏腑有病时，可在耳郭上出现反应，"有诸于内，必形诸外"。耳通过经络与脏腑相连，其中与肾的联系尤为密切，《黄帝内经》载"耳者，肾之官也"。此外，机体大便的排泄虽然主要在于大肠传化糟粕的功能，但与肾的功能也密切相关。久病及肾，肾阳不足，可致气化无权而便秘，而肾阴不足也可因肠液枯涸而便秘，正如《杂病源流犀烛》所载"大便秘结，肾病也"。因此，便秘患者及便秘倾向人群通过耳穴疗法刺激相应反应点可以起到防治便秘的功效。

西医学生物全息研究发现，耳穴是机体信息的反应点和控制点，有丰富的神经支配耳郭，包括来自脊神经丛的耳大神经和枕小神经，来自脑神经的耳颞神经，面、舌、咽、迷走神经的分支，以及交感神经的分支等。耳郭皮肤又含有各种神经感受器，包括游离神经末梢、被囊神经末梢及环层小体等。因此，耳郭的穴位对各种刺激有高度的敏感性。在疾病状态下，病理性刺激的传入冲动与接受这些冲动的相应神经元之间的兴奋性联系增强，并提高相关耳穴的感觉阈与敏感性。外在治疗方法所产生的良性刺激可传入至相应的神经元，使其发生生态抑制，阻滞了原有的病理性传入冲动，或者产生强烈的兴奋性，并按优势原则使邻近原有的病理兴奋性被抑制，从而阻断了病理冲动的恶性循环，代之以正常的生理调节，从而使病情减轻或消失。

耳穴治疗历史悠久，简、便、廉、验，耳穴贴压治疗便秘具有独特优势，且经济安全，操作简便，易于推广。该方法已在多家医院进行广泛推广，疗效显著，有较深厚的应用基础。

【适应证】

便秘倾向人群及慢性或习惯性便秘患者，对其他疾病所致的便秘有辅助效果。

【禁忌证】

1. 耳郭皮肤有炎症、湿疹、溃疡、破损或冻伤者。
2. 严重耳鸣者。

3. 习惯性流产的孕妇。

4. 过度疲劳或身体极度衰弱者。

5. 患有严重的器质性疾病者，重症高血压或高血压危象者。

【操作方法】

1. 消耗品和药品的来源及要求

探棒 1 根，酒精棉球，耳穴磁珠贴（或用医用胶布和王不留行籽制成药贴），所需消耗品和药品均通过医院采购途径采购。

2. 主要耳穴

（1）肺

定位：在心、气管区周围，耳甲腔凹陷处，即耳甲 14 区。

功效：清泄腑实，利湿导滞。

（2）大肠

定位：在耳轮脚及部分耳轮与 AB 线之间的前 1/3 处，即耳甲 7 区。

功效：传导糟粕，清热通便。

（3）小肠

定位：在耳轮脚及部分耳轮与 AB 线之间的中 1/3 处，即耳甲 6 区。

功效：消化吸收，润肠通便。

（4）三焦

定位：在外耳门后下，肺与内分泌区之间，即耳甲 17 区。

功效：理气健脾，补肾利水，在治疗中是要穴、气穴、广谱穴。

（5）脾

定位：在 BD 线下方，耳甲腔的后上部，即耳甲 13 区。

功效：清热利湿，补气通便。

耳轮内缘上耳轮脚切迹至对耳轮下脚间中、上 1/3 交界处为 A 点，耳甲内由耳轮脚消失处向后作一水平线与对耳轮耳甲缘相交处为 D 点，耳轮脚消失处至 D 点连线的中、后 1/3 交界处为 B 点，从 A 点向 B 点作一条与对耳轮耳甲艇缘弧度大体相仿的曲线，即为 AB 线，B 点向 D 点作一条直线，即为 BD 线。

3. 操作流程

（1）清洁耳穴周围皮肤，选取相应耳穴（图 11-1、图 11-2）。

（2）将医用胶布剪成 0.5cm×0.5cm 大小，中间置王不留行籽 1 粒制成药贴，或直接选用耳穴磁珠贴。

（3）以探棒将药贴或耳穴磁珠贴敷贴于所选耳穴上，用食、拇指循耳前后按压至酸胀麻木或疼痛烧灼为得气，每日按压 3 ～ 5 次，每次每穴 3 分钟，刺激量以最大耐受量为准（图 11-3）。

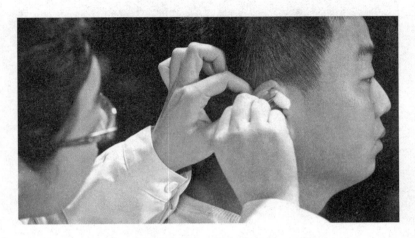

图 11-1　耳穴贴压防治便秘（1）

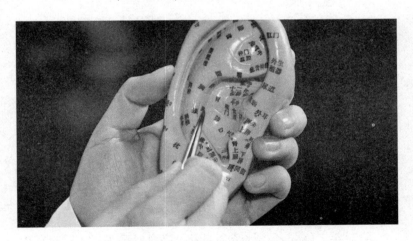

图 11-2　耳穴贴压防治便秘（2）

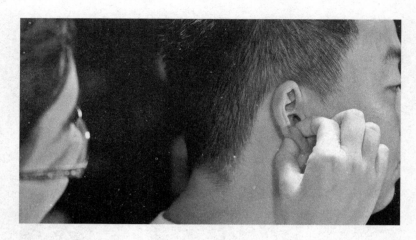

图 11-3　耳穴贴压防治便秘（3）

4. 疗程要求

5 天换贴 1 次，两耳交替进行，30 天为 1 个疗程。

【注意事项】

1. 操作时，要使用安全的探棒，不可用尖头的锐器，避免损伤皮肤或定穴不准确。

2. 严格消毒，避免胶布潮湿或污染，防止皮肤感染。

3. 贴压后患者自行按摩时，以按压为主，切勿揉搓，以免搓破皮肤造成感染。

4. 对年老体弱者、神经衰弱者、高血压病患者，治疗前应适当休息，治疗时手法要轻柔，刺激量不宜过大，以防意外。

5. 夏天炎热，汗多者，耳穴贴压一般留置 4 天，休息 1 天。

6.在治疗过程中，穴位要轮换选用，以免气感减弱，影响疗效。

【不良反应和处理】

1.对胶布过敏伴痒感者，可取下胶布，休息3天后再贴压。必要时加贴肾上腺穴，或遵医嘱予以氯苯那敏等抗过敏。

2.在对耳穴进行按压刺激时，若突然发生头晕、恶心、面色苍白等虚脱症状，即为晕针。晕针一般分轻度或重度两种，重度晕针者，除上述症状外，还可出现汗出肢冷、呼吸困难、脉搏微数，甚则大汗淋漓、血压下降、脉微欲脱、突然昏厥。轻度晕针者，立即取下胶布，平卧休息或饮热水后即可恢复；重度晕针者，立即取下胶布，头低脚高位平卧，手指按压或针刺内关穴后可恢复，若不能恢复者，可注射肾上腺素，同时给予吸氧。

【效果评价指标】

观察便秘人群干预前后的大便次数、排便难易程度、腹胀和饮食习惯等，以自制量表进行评估（表11-1）。

表11-1　便秘人群自测量表

自觉症状	0分	1分	2分	3分	4分
排便	□每日1～2行，质软易解	□2日1行，正常成形	□1～2日1行，量少艰涩	□2～3日1行，艰涩难解	□借助药物方可行
腹胀	□无	□偶有，轻度	□常有，轻度	□常有，严重	□常难忍受
纳食	□佳	□一般	□欠佳	□食少纳呆	□不思饮食

第十二章　中药香囊技术

扫码看视频

【概述】

香囊又称锦囊或锦香袋、香包、香缨、佩帏、容臭等，今人俗称其为荷包、耍货子、绌绌，是以锦或各种布料为材料，缝制成形状各异、大小不等的小绣囊，可在其表面用彩色丝线绣制出各种有古老神奇、博大精深寓意的图案纹饰，内装多种气味浓烈芳香的中药（如苍术、藿香、吴茱萸、艾叶、肉桂、砂仁、雄黄、冰片、樟脑等）制成的细末，佩挂在胸前、腰际、脐部等处，不仅有醒脑的作用，让人神清气爽，还可用来防治多种疾病。

香囊源自中医学的"衣冠疗法"，香囊通过药物的渗透作用，经穴位、经络直达病处，起到活血化瘀、祛寒止痛、燥湿通经等作用。根据这个原理，不同人群应选用不同的中药，方可达到保健的作用。

香囊选用的中药多具有散风驱寒、健脾和胃、理气止痛、通九窍之功效，且大都含有挥发油，气味清香纯正且持久，多数中药有效成分对多种细菌、病毒和霉菌有不同程度的抑制或杀灭作用，从而起到了避邪驱瘟的作用。研究表明，这些芳香物质通过呼吸道进入人体，可兴奋神经系统，刺激机体免疫系统，促进抗体的生成，对多种致病菌有抑制作用，可提高身体的抗病能力。同时，药物气味分子被人体吸收后，还可以增强消化腺活力，增加分泌液，从而提高消化酶的活性，增强食欲。

中药香囊技术有广泛的群众基础，在上海中医药大学附属曙光医院临床应用多年，有较深厚的应用基础和技术实力，对各类慢性疾病等有较好的防治作用。一个多味中药填充的中药香囊，不仅能够使得身体有香味，而且还具有开窍宁神、镇静助眠等养生的作用，并且可通过不同的中药配方达到相应的养生效果。经常将香囊放在衣兜、枕旁，可预防流行性感冒、白喉、水痘、流行性脑膜炎、麻疹等传染病的发生。

【适应证】

中药香囊适用于亚健康人群、偏颇体质人群及慢病人群，可用于预防流感，也可用于各种失眠、头晕、慢性疲劳等的辅助干预。

【禁忌证】

1. 过敏体质者、对挥发性药物及粉尘过敏者慎用，对香囊囊体及香囊药物成分过敏者禁用。

2. 过敏性支气管哮喘患者禁用，严重哮喘患者应在医师指导下使用。

3. 孕妇慎用。

4. 体质虚弱者慎用。

【操作方法】

1. 设施设备要求

香囊的质地种类很多，有玉镂雕的、点翠镶嵌的，有金累丝、银累丝编制的，有丝绣的。

香囊一般制成圆形、方形、椭圆形、倭角形、葫芦形、石榴形、桃形、腰圆形、方胜形等，囊体多是两片相合中间镂空，也有的中空缩口，但都必须有孔透气，用以散发香味。

香囊一般长约 10cm、宽约 5cm、厚约 2cm，顶端有便于悬挂的丝绦，下端系有结出百结（百吉）的系绳丝线彩绦或珠宝流苏。

2. 消耗品或药品的来源和要求

中药香囊囊体采用单面绒布、锦等材料，根据辨证处方选择相应的中药材作为香料。所需消耗品和药品均通过医院采购途径采购。

3. 常用香囊配方

香囊方一

药物：朱砂适量。

功用：安神助眠，可用于精神烦扰、心悸健忘、失眠多梦者。

用法：上药共研细末，装入香囊，随身佩戴，睡前置于枕边，时时嗅闻。

香囊方二

药物：人参 1.5g，黄芪 1.5g，藿香 1g，苍术 1g，冰片 0.3 ～ 0.5g。

功用：补气健脾、开窍醒神，可用于容易疲劳、精神不振、少气懒言者等。

用法：上药共研细末，装入香囊内，随身佩戴，或置桌案之上，时时嗅闻。

香囊方三

药物：丁香、荆芥穗、白术、紫苏、苍术、肉桂、辛夷、细辛、白蔻仁、砂仁各 2g。

功用：健脾行气、顾卫护表，可提高抵抗力，增强呼吸道功能，可用于慢性疲劳综合征及易外感者。

用法：上药共研细末，装入香囊内，随身佩戴，或置桌案之上，时时嗅闻。

香囊方四

药物：藿香、丁香、木香、羌活、白芷、柴胡、石菖蒲、苍术、细辛各 3g。

功用：行气祛湿，芳香辟疫，可用于防治暑湿邪气、四时流感。

用法：上药共研细末，装入香囊内，随身佩戴，或置于居室内，时时嗅闻。

4. 操作流程

（1）香囊囊体的制作

香囊囊体可采用单面绒布、锦等材料，囊体可根据需要制作成多种造型和花色，如吉祥物、生肖动物、卡通人物等。同时，在囊体两端分别系上便于悬挂的系绳和装饰用的流苏。

（2）配方选药

在中医理论指导下，遵照中医方剂的配伍原则，根据所需功效配方，精选优质的中药。同时，在不影响整体功效的前提下，也可加大方中喜欢的香味的中药用量（图12-1）。

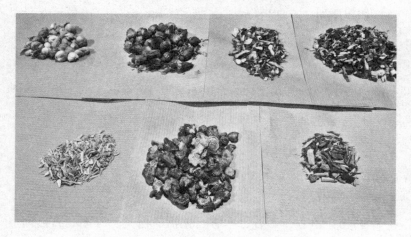

图 12-1　配方选药

（3）中药干燥

中药粉碎前需保持干燥，可以自然风干或晒干，必要时可置于烘箱内烘干。

（4）中药粉碎

中药需研为细末，可使用药碾研磨或粉碎机精细粉碎，过100～1000目筛（图12-2～图12-5）。

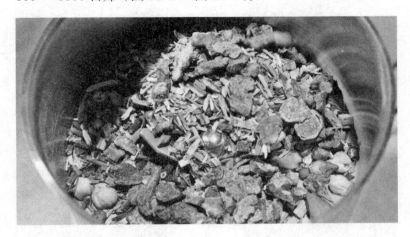

图 12-2　中药粉碎（1）

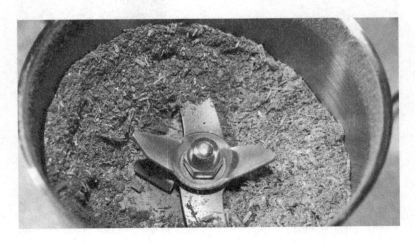

图 12-3　中药粉碎（2）

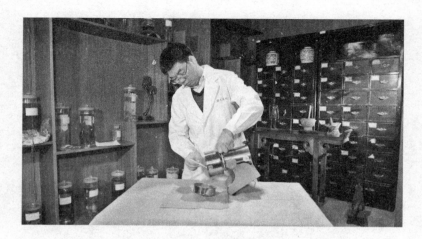

图 12-4　中药粉碎（3）

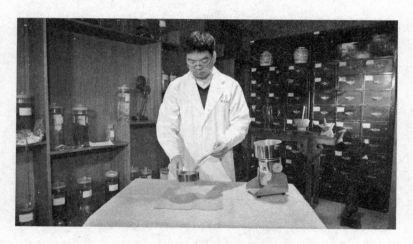

图 12-5　中药粉碎（4）

（5）中药填充

纯中药粉或中药粉混合棉花、纤维等填充入香囊内后缝合封口，或用洁净纱布袋作为内袋缝合袋口后再置于香囊内（图12-6～图12-8）。

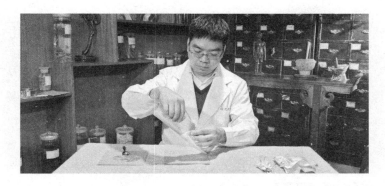

图 12-6　中药填充（1）

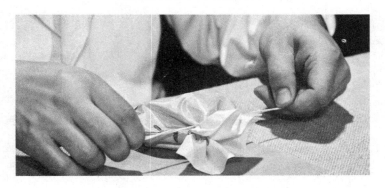

图 12-7　中药填充（2）

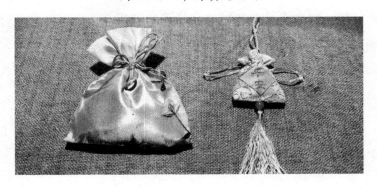

图 12-8　中药填充（3）

5. 疗程要求

香囊可长期使用，日常随身佩戴，或放于居室及办公场所等。香囊气味变淡后可通过揉搓香囊使香味增加，香料气味易挥发，一般香味可持续半个月到数月，可定期更换香囊内的香料。

【注意事项】

使用香囊时要注意防水、防潮，若长时间不用需把香囊密封。

【不良反应和处理】

1. 香囊直接接触皮肤而出现红疹、瘙痒等现象者，立即取下香囊，将香囊挂于室内空气流通处，局部皮肤外涂皮炎平或氟轻松软膏即可，严重者要及时就医。

2. 使用了配料不当的香囊，会有导致不易受孕或孕妇流产的危险，如含有麝香的香囊会导致孕妇流产，应立即取下香囊，并及时就医。

3. 香囊气味过重，或香囊放的药量过大，易造成恶心、头晕、乏力等，应立即取下香囊，严重者及时就医。